PSICODRAMA BIPERSONAL:
SU TÉCNICA, SU TERAPEUTA Y SU PACIENTE

Datos Internacionales de Catalogación en Publicación (CIP)
(Cámara Brasileña del Libro, SP, Brasil)

Cukier, Rosa
Psicodrama bipersonal: su técnica, su terapeuta y su paciente / Rosa Cukier. — São Paulo : Ágora, 2003.

ISBN 85-7183-824-0

1. Psicodrama 2. Psicoterapeuta y paciente 3. Psicoterapia I. Título

03-1122   CDD-616.89152
                                                       NLM-WM 430

Índice para catálogo sistemático:
1. Psicoterapia bipersonal : Medicina 616.89152

Compre em vez de fotocopiar.
Cada moneda que Ud. da por un libro recompensa a sus autores
y los invita a escribir más sobre un tema;
incentiva a sus editores a encomenda, traducir y publicar
otras obras sobre el asunto;
y le paga a los libreros para que almacenen y le lleven a Ud. livros
para su información y su entretenimiento.
Cada moneda que Ud. da por la fotocopia no autorizada de un livro
financia un crimen
y ayuda a matar la producción intelectual en todo el mundo.

PSICODRAMA BIPERSONAL
SU TÉCNICA, SU TERAPEUTA Y SU PACIENTE

ROSA CUKIER

EDITORA
ÁGORA

Del original en portugués
PSICODRAMA BIPESSOAL
sua técnica, seu terapeuta e seu paciente
Copyright © 1992 by Rosa Cukier

Traducción al castellano del original en portugués
María Alicia Romaña

Revisión de la traducción
Valentina Fraíz-Grijalba

Portada
Airton Gomes

EDITORA
ÁGORA

Departamento editorial:
Rua Itapicuru, 613 — 7º andar
CEP 05006-000 — São Paulo — SP
Brasil
Tel.: 55 11 3872-3322
Fax 55 11 3872-7476
http://www.editoraagora.com.br
e-mail: agora@editoraagora.com.br

Atendimento ao consumidor:
Summus Editorial
Fone: 55 11 3865-9890

Vendas por atacado:
Fone: 55 11 3873-8638
Fax: 55 11 3873-7085
e-mail: vendas@summus.com.br

Impresso en Brasil

Dedico este libro a mis terapeutas Fonseca y Bustos,
porque me auxiliaron para que puediese reconocer esa niñita
y sus acrobacias dentro de mí; y a todos mis pacientes que me permiten
el acceso a esas fantásticas criaturas, niños y niñas que los habitan.

AGRADECIMIENTOS

A Nelson, querido compañero que sostiene y estimula mis búsquedas.

A mis hijas Karina y Vivian, por convivir razonablemente bien con esta madre inquieta, que siempre está partiendo para algún lugar, y a mi hijo Renato, con el que discutí mucho, pero al final consiguió enseñarme a manejar el computador. ¡Ustedes son regalos que la vida me dio!

A Guerry, también sobre el computador. ¡Qué buen profesor que eres!

A mis amigos, Sonia Marmelsztejn, Doroty Abramovich, Gisela Pires Castanho, Luis Falivene, Pedro Mascarenhas y Wilson Castello de Almeida, por haber leído y dado valiosas contribuciones para este libro y, sobre todo, por estimularme para seguir adelante.

A todos los compañeros de la SOPSP — Sociedad de Psicodrama de São Paulo —, a mis grupos de supervisión y auto-dirigido con el Dr. Bustos, y al GEM — Grupo de Estudios de Moreno — ¡me gusta mucho intercambiar ideas y discutir psicodrama con ustedes!

A algunos profesionales de nuestra área psico-afín, que conversaron gentilmente conmigo y me facilitaron datos históricos y técnicos que necesitaba: Antonio Carlos M. Godoy, José Roberto Wolf, Selma Ciornai, Vera Konigsberger... ¡Un fuerte muchas gracias!

¡QUE NIÑITA TAN ASTUTA!

Dentro de mí vive una niña herida.
— ¡Pobrecita! — dirán todos —
¿Qué le pasó?
— Mi padre hizo esto,
mi madre hizo lo otro...
Pero lo cierto es — dice ella radiante —,
que Rosa me aceptó.

La miro con piedad,
¡su carencia!, ¡su llanto!
Me parece tan frágil la pobrecita,
que me acerco acogedora
sin defensa, protectora,
y le prometo un refugio.

—¿Podrá defenderme? — me pregunta,
¿no permitirá que nadie me lastime?
— Su lealtad y su complicidad
me tiene que prometer,
Yo necesito eso para vivir,
lascivamente, dentro de ti,
hasta que la muerte nos separe...

No escucho la palabra muerte,
minimizo el peso del compromiso propuesto.
solo me atraigo por la suave tonada.
El sediento por favor de su pedido,
con la seguridad de que su dolor es muy profundo.

Lo que fuera una rápida aceptación,
de repente se convirtió en un pacto.
para toda la vida
me transformo en ella y
ahora su dolor es mío también.
¡Sufre la madre y sufre la niña!

¡¡TERAPEUTAS!!...¿pueden darme su bienvenida?

Pasan los años,
yo cada vez más a ella adherida,

ya no puedo respirar.
¡Es una dueña exigente!
Cuando amenazo dejarla,
Se cambia el disfraz,
Y otra vez estoy a ella apegada,

Metiéndome en confusiones,
y puede ser una pobre niña otra vez.
Y ablandar mi corazón
y le permito vivir en él.

Soy esclava de esta niña, dueña herida
Ahora es ella la que manda.
No sé si esto tiene fin.
Y creo que no se retractará
Pues los reos, a quien ella acusa, ya no existen más.

El mundo entero no le sirve de jurado,
¡ella siempre quiere más!
— ¡Miren cómo me humillaron — dice ella —
— ¡ cómo fui traicionada! — grita —
—¡Respetables señores, hagan algo!
— ¡Defiendan a esta criatura
sometida a tal tortura!

¿Qué haré con ella? Les pregunto,
¡le tengo tanta pena!
Sé que está loca,
no sabe olvidar, ni renunciar.
No puedo vengarla,
Y tampoco abandonarla.
Y sin ella no sería quien soy.

Ven conmigo, niñita,
por lo menos por ahora.
Hasta que encuentre una honorable salida,
Donde, dentro de mí
Tu dignidad te sea devuelta.

Ven conmigo, dulce, herida, astuta, humillada y

pequeña tirana.

Rosa

SUMARIO

PRESENTACIÓN..11

1 INTRODUCCIÓN..13

II ¿QUÉ ES EL PSICODRAMA BIPERSONAL?....................................17
  1 - El psicodrama bipersonal en la literatura....................................18
  2 - Abordajes alternativos para terapias psicodramáticas indivuales...21
  3 - El psicodrama bipersonal de Bustos...23
  4 - Mi enfoque..24

III ENQUADRE BÁSICO...27

IV CALDEAMIENTO..29
  1 - Caldeamiento inespecífico...31
  Caldeamiento inespecífico verbal, 31; Caldeamiento inespecífico en movimiento, 32.
  2 - Caldeamiento específico..35
  Escena abierta, 36; Psicodrama interno, 36.

V DRAMATIZACIÓN..39
  1 - Técnicas clásicas..40
  Doble, 40; Espejo, 41; Inversión de roles, 45; Soliloquio, 48; Maximización, 49; Concretización, 51.
  2 - Dramatización en escena abierta..52
  3 - Psicodrama interno..56
  Qué es el psicodrama interno, 56; Cuándo surgió y quién creó el psicodrama interno, 57; Indicaciones y contraindicaciones, 57; Descripción de la técnica, 59.
  4 - Trabajo con sueños. 63
  5 - Trabajo con imágenes y esculturas..70

VI JUEGO DRAMÁTICO..79
  1 - Un poco de historia...79
  2 - ¿Qué es jugar?...80
  3 - ¿Qué es juego dramático?..80
  4 - Clasificación de los juegos dramáticos.....................................81
  5 - Juegos explorativos...82

PSICODRAMA BIPERSONAL

Átomo social, 82; Historia psicodramática o historiodrama, 85; Historia de la familia o átomo social familiar, 86; Historia del nombre, 87; El otro me presenta, 87; Proyección de futuro, 88; Sacarse la ropa o esquema de roles, 88; Fotografía, 89; Encuentro del yo grande con el yo pequeño, 92; Técnica de la silla vacía, 93.

6- Experimentos..95

Experimentos supressivos, 95; Juego dominador-dominado, 96; Situación inacabada, 97; Tengo un secreto, 100; Inversiones, 101; ¿Puedo sugerirle una frase?, 101; Experimente su sentimiento, 101; Experimente su fantasía, 102.

7- Juegos elaborativos..105

Doble espejo-Fonseca, 105; Juego de roles-Fonseca, 106; Juegos que desean elaborar la matriz de las conductas defensivas- Bustos, 109; Juego del personaje, 110; Disfrazarse, 117; Baúl de disfraces, 118; Juego de títeres, 121.

VII COMPARTIR..123

NOTAS BIBLIOGRÁFICAS...125

PRESENTACION

Hace algún tiempo, Rosa me preguntó por qué no escribía un libro dirigido a los alumnos de psicodrama, para que las personas que se iniciaban en las complejidades de la creación de J.L. Moreno pudiesen tener una visión clara de las principales técnicas. Ella pensaba en un manual práctico para iniciantes.

La idea me pareció excelente, sólo que en esa época yo estaba ocupado elaborando otros temas. Pero, como toda pregunta tiene una respuesta latente, le dije que ella misma podía encarar ese proyecto. Conozco a Rosa desde hace muchos años, por eso no me sorprendí cuando, después de algún tiempo, me trajo el libro terminado.

La cantidad de publicaciones sobre psicodrama ha aumentado enormemente en los últimos tiempos. Una buena señal, especialmente considerando la calidad del contenido de los libros publicados. Sin embargo, el espacio para el manual de técnicas continuaba esperando ser llenado.

Rosa hace la caracterización de cada técnica, busca clarificar las consignas y las ejemplifica con corrección. Su libro está dirigido a los alumnos de psicodrama que están iniciándose en este camino, pero a pesar de este claro objetivo, pienso que será bien recibido por los psicodramatistas experimentados, como también por las personas que quieran hacer una primera aproximación al psicodrama.

Dalmiro M. Bustos

1
INTRODUCCIÓN

Este libro surgió de la necesidad de organizar un aprendizaje en psicodrama. En realidad, un día él fue un proyecto de dos personas: yo y Lucia Guimaraes de Moraes Aranes. En aquel momento pretendíamos escribir sobre varios manejos terapéuticos que podrían utilizarse en el psicodrama bi personal.

En función de diferencias personales, el hijo acabó quedando huérfano de uno de los padres y un poco diferente de la primera idea. De cualquier manera, deseo que quede claro el origen del proyecto, pues estoy segura de que, sin las discusiones iniciales y sin el apoyo que tuve de Lucia, yo no habría sido capaz de concretar esta idea. A ella le manifiesto mi agradecimiento y la ratifico como co-autora de los primeros capítulos.

Mi aprendizaje sobre el psicodrama fue francamente caótico y desorganizado. Vengo de una formación analítica y de algunos años de trabajo como sicoanalista que me dejaron insatisfecha sobre el rol de terapeuta. Me parecía que la "asepsia" tan difundida como actitud-patrón de los psicoanalistas no me sentaba bien. Era como haberse vestido con una ropa apretada. Uno se la puede poner, pero es incómoda.

Mi primer contacto con el psicodrama fue por medio de un grupo terapéutico con el Dr. José Fonseca, siendo esta experiencia la que me estimuló a iniciar un trabajo de terapia individual con el Dr. Bustos. Fue en esta donde pude finalmente encontrar las conexiones entre el psicodrama y el psicoanálisis y sentirme confortable, primero en la ropa de paciente y después como terapeuta.

Emprender un cambio tan radical como éste, del psicoanálisis para el psicodrama, de hecho no fue una tarea fácil. Hasta entonces yo no había hecho un curso sistemático sobre psicodrama, y al princi pio conté apenas con el modelo de mis terapeutas y con la ayuda del Dr. Antonio Gonçalves dos Santos, que fue mi primer supervisor.

No sé exactamente en qué momento de mi terapia bi personal comencé a fichar las técnicas utilizadas por Bustos, pero sí sé que de pronto quise aprender a hacer lo que él hacía y comencé a imitarlo en mi consultorio. Estaba acostumbrada a quedarme admirada por la riqueza de instrumentos, juegos y manejos que mi terapeuta utilizaba. No entendía de dónde sacaba aquellas ideas y cómo podía, mediante estas formas tan poco ortodoxas de manejo, conseguir tanto material de sus pacientes.

Anduve ávidamente detrás de esas respuestas, perpleja y guiada por una intensa curiosidad. Comencé a leer todo lo que podía sobre psicodrama y siempre me deparaba con el tema crucial de la espontaneidad y la creatividad. Ya sabía que los terapeutas experimentados que conocía eran personas muy creativas, pero me preguntaba cómo podría yo llegar a ser creativa también. ¿La creatividad se aprende?

El psicodrama como técnica se aprende con la propia acción. Esto representa un desconcierto para quien se inicia en este trabajo: tenemos que ser creativos y espontáneos, pero estamos inseguros, tensos, no tenemos confianza en la propia dramatización, no tenemos repertorio de ideas o de juegos. ¿Qué hacer?

Un recurso posible consiste en utilizar el recuerdo de la propia vivencia terapéutica, otro es observar lo que los otros terapeutas hacen. De cualquier forma, hay que tener valor para lanzarse a experimentar con el paciente.

Todos tenemos algunos mecanismos de defensa para movernos en situaciones tensas. Podemos ser fóbicos, histéricos, obsesivos, en fin, conviene saber cómo reaccionaremos en estos casos. Generalmente, yo me defiendo de manera obsesiva. Intento organizar a priori un repertorio de recursos técnicos, suponiendo que esto me tranquilizará y me dará más posibilidades de contacto con el paciente. Y es eso lo que ocurre; sólo que muchas veces, cuando estoy con él, acabo olvidándome de todo lo que programé, como si me sintiera más segura sobre lo que tengo que hacer y entonces puedo tolerar el no saber.

Así nació la idea de este libro, pues cuando me di cuenta ya había acumulado un razonable número de fichas técnicas, no sólo de manejos usados por el Dr. Bustos, como también de los utilizados por otros terapeutas que fui conociendo a lo largo de este camino, en vivencias, workshops y congresos.

Inicialmente pensé que las fichas podrían ser útiles para los terapeutas iniciantes que, como yo necesitaban auxilio (algo obsesivo, sin duda) para empezar a trabajar. Poco a poco mis colegas fueron convenciéndome de que muchos otros terapeutas, no solamente los que estaban comenzando, podrían desear tener esas informaciones. Inclusive porque hay poco material escrito sobre psicodrama bipersonal.

Hablando de él, quiero aclarar que fue un sub-producto de mi búsqueda inicial. En el comienzo estaba apenas interesada en la técnica psicodramática, quería aprender juegos para utilizarlos con mis pacientes. Al final comprendí que tendría que adentrarme en la teoría y enfrentarme con cuestiones delicadas, tales como la inexistencia conceptual, según Moreno, del psicodrama bipersonal.

Mi búsqueda original me llevó hacia caminos que nunca podría haber imaginado, como por ejemplo, hacia la guestalt-terapia. Hice contactos con personas que como yo, se interesaban por formas alternativas de manejos terapéuticos.

Varias veces se me aparecieron relatos de personas que estuvieron en Beacon y/o Esalen, en el final de los años 60 y comienzo de los 70. Percibí que las técnicas psicodramáticas son igualmente utilizadas por otros abordajes terapéuticos y viceversa. En algunos casos es difícil saber quién inventó qué. Célebre e infecunda es la discusión sobre quién creó la técnica de la silla vacía, disputa que envolvió a Perls y a Moreno.[1]

En fin, mucho de lo que será expuesto en este libro podrá ser blanco de acaloradas críticas de algunas facciones dentro del psicodrama. Mi argumento preferido para esas críticas es el de no tener la pretensión de ser portavoz de las ideas de Moreno, sólo de las mías después de haber conocido las ideas de Moreno y de otros autores que leí y de las experiencias psicodramáticas que viví.

Una última palabra sobre otra cuestión polémica: este libro no es exactamente un libro de recetas, pero no me avergüenzo de decir que se propone ofrecer pistas. Sé muy bien que para que alguien sea un terapeuta son necesarias más que pistas. Comenzando por una sensibilidad humana aguda, junto a esto es necesaria la propia terapia y una sólida formación teórica. Ser terapeuta es una tarea para ser aprendida a lo largo de los años y por el resto de la vida.

Sin embargo, ¿Por qué no ofrecer pistas? Me gusta hacerlo. Me gusta poder pasar a los otros los conocimientos que me costó mucho obtener y realmente deseo que este libro pueda auxiliar terapeutas, iniciantes o no, de la misma forma que haberlo escrito me ayudó a sistematizar mi aprendizaje en psicodrama.

Rosa Cukier

2
¿QUÉ ES EL PSICODRAMA BIPERSONAL?

Se designa psicodrama bipersonal al abordaje terapéutico que tiene origen en el psicodrama, que no se sirve de yo-auxiliares y atiende solamente a un paciente cada vez, creando así una relación bipersonal, o sea, un paciente y un terapeuta.

La tarea de describir este tipo de psicodrama ofrece una serie de problemas específicos. Primero, es difícil decir quién lo inventó. Se tiene la impresión de que siempre estuvo ahí, como un hijo bastardo del Dr. Moreno, algunas veces mencionado por otros autores.

El mismo nombre que es utilizado para referirse a esta modalidad psicoterapéutica varía de un autor a otro: psicodrama de dos para Moreno, psicodrama bipersonal para Bustos, psicoterapia de la relación para Fonseca, psicoterapia psicodramática individual bipersonal para los más rigurosos con la teoría. En fin, todas ellas son formas de nombrar terapias psicodramáticas individuales que no utilizan yo-auxiliares.

Algunas cuestiones teóricas importantes están conjugadas en esta polifonía de nombres:

1) Prescindir del contexto grupal y del rol de yo-auxiliar implica desfigurar el trabajo que Moreno llamó psicodrama. ¿No sería más respetuoso asumir un desvío teórico, utilizando otro nombre para ese tipo de psicoterapia, como por ejemplo psicoterapia psicodramática?

2) ¿El término bipersonal describe el número de personas (grupo o un paciente), o se refiere al número de terapeutas (terapeuta y yo-auxiliar o terapeuta único)? ¿No sería preferible especificar individual y bipersonal, para atender a estos detalles?

3) El psicodrama de Moreno estuvo constituido en su mayoría por actos terapéuticos y no por terapias procesales, como lo hacemos actualmente. ¿No deberíamos usar otro nombre para un abordaje psicoterapéutico procesal?

4) ¿Y qué decir de la asimilación de otras influencias teóricas y prácticas, como el psicoanálisis y la guelstat-terapia? ¿Cómo debe llamarse un psicodrama que acaba incluyendo éstos y otros procedimientos?

La literatura actual no presenta un consenso sobre este asunto, pero en nuestro medio existe una tendencia, como bien dice Perazzo,[2] de dar por consagrado el nombre psicodrama bipersonal, a pesar de los cuestionamientos teóricos que provoca. Personalmente pienso que si un determinado nombre o forma de llamar algo es elegido por un número grande de personas, esto por sí sólo ya está mostrando sua eficiencia semántica.

La expresión psicodrama bipersonal es simple y sintética: dice claramente que es psicodrama y que incluye solamente dos personas. Además creo que el psicodrama practicado hoy en día no es semejante a aquél enseñado por Moreno, tanto cuando atendemos un grupo, como cuando utilizamos un yo-auxiliar. Por eso, lo que se refiere al respeto a Moreno me parece más complejo que simplemente hacer un cambio de nombres.

El psicodrama cambió, evolucionó, sobre todo aquí en Brasil. Nunca se escribió tanto sobre este abordaje como se ha hecho en estos últimos tiempos. No tenemos por qué estar atados a las colocaciones hechas por Moreno, haciendo de ellas nuestras conservas teóricas.

Es necesario considerar, por ejemplo, que Moreno estaba muy comprometido con un enfrentamiento con el psicoanálisis, que para él era un método de trabajo opuesto y completamente diferente del suyo. Dentro de esa oposición no tenía sentido pensar en la posibilidad de un encuadre bipersonal.

Estoy de acuerdo con Bustos[3] cuando dice que el psicoanálisis y el psicodrama, en el caso de que sean tomados como alternativas absolutas, crean una parcialización empobrecedora con relación a los posibles beneficios que pueden tener el uno del otro. Yo creo que Moreno no pensaba así, pero yo sí lo pienso.

Además, me parece que podemos demostrar nuestro respeto a Moreno no solamente cuando hacemos explícito lo que él pensaba, sino también cuando usamos nuestra espontaneidad para crear a partir de aquello que él dejó. Es esto lo que pretendo hacer, comenzando por rastrear en la literatura para saber lo que piensan los otros autores sobre el asunto, con especial atención para el propio Moreno.

1 - Psicodrama bipersonal en la literatura

Rojas Bermúdez[4] señala que la evolución de las técnicas psicoterapéuticas se inició con la situación bipersonal en el psicoanálisis, segui-

¿QUÉ ES EL PSICODRAMA BIPERSONAL?

da por la terapia individual en grupo, y más tarde la terapia grupal propiamente dicha.

El psicodrama bipersonal representa, por lo tanto, un retroceso. Comenzando por Moreno,[5] vemos que raramente menciona esta posibilidad de la técnica y, cuando lo hace, es de alguna manera de forma peyorativa.

El psicodrama de dos, paralelo a la situación psicoanalítica del diván, ha sido experimentado de tiempo en tiempo, pero es interesante señalar que el psicodramatista, en su práctica particular muchas veces prefiere emplear su enfermera como yo-auxiliar a fin de mantener absoluta su propia identidad de director.

A pesar de este testimonio, sabemos que por lo menos en dos casos Moreno utilizó una atención bipersonal,[6] en el caso de Rath y en el psicodrama de Adolfo Hitler. Sin embargo, esos casos clínicos no parecen haber hecho mucho impacto en su obra, ya que en ningún momento Moreno formalmente prescinde o cuestiona la función del yo-auxiliar.

... La función de yo-auxiliar fue considerada indispensable en la situación experimental del psicodrama, como un concepto para la comprensión del proceso interpersonal que ocurre en el escenario, así como un instrumento para el tratamiento.[7]

Al yo-auxiliar son atribuidas tres funciones: 1) actor - representando los papeles exigidos por el mundo del sujeto; 2) agente terapéutico; y 3) investigador social.

Una de las atribuciones del yo-auxiliar según Moreno, es la de ser un observador participante. Moreno llega a presagiar que ese tipo de observación podría romper con la dificultad metodológica de las ciencias humanas, comparadas con las ciencias exactas.

De cualquier forma, la mejor distancia para una observación científica estaría dada por el terapeuta, que observa al yo-auxiliar, que a su vez es un observador, sólo que participante.

Si avanzamos un poco más en el pensamiento de Moreno, observamos que también para él hubo cambios en la forma de concebir la función del yo-auxiliar. Al comienzo tenemos la impresión de que la función principal del yo-auxiliar era la de ocupar el lugar de quien no estaba presente en la sesión, y que el propio terapeuta podía hacer esto.

Los pacientes recurren al psiquiatra para que los ayude a enfrentar un conflicto social, donde otra persona tiene un rol esencial. Esta situación nos lleva a dar los primeros pasos en la nueva técnica. El psiquiatra pasó a ser un yo-auxiliar. Él todavía era el principal agente del proceso de cura... Cuando las inter-relaciones presentes en una neurosis social se tornaron demasiado amplias, el psiquiatra se vio impelido a usar otros agentes terapéuticos y a alejarse de la escena, para convertirse en un yo-auxiliar distanciado.[8]

La técnica psicodramática evolucionó de tal manera que se fueron usando cada vez más yo-auxiliares:

La técnica exigía comúnmente más de un auxiliar terapéutico para el paciente, o sea, auxiliares que pudiesen inducir al propio paciente para comenzar, y como actores de los principales roles que la situación y el propio paciente pudiesen requerir. En lugar de un yo-auxiliar, fueron necesarios numerosos yo-auxiliares. Por eso se llegó a esto: el yo-auxiliar original, el psiquiatra, se mantuvo a una cierta distancia, y se rodeó de un equipo de yo-auxiliares que él coordinaba y a los que marcaba en líneas generales el rumbo y los objetivos del tratamiento psiquiátrico.[9]

La creación de la función de yo-auxiliar parece que sirve también como una crítica de Moreno al rol clásico de psiquiatra y a la postura rígida de los terapeutas de la época. A la luz de la sociometría él percibió que la tele terapéutica estaba distribuida por toda la comunidad y que la principal tarea del médico era hacerla efectiva y guiarla para los canales apropiados.

Para superar esta desventaja (de la función tradicional del psiquiatra)[10] desarrollamos la función del yo-auxiliar que, de acuerdo a lo esperado, iría a ampliar el ámbito y aumentaría la flexibilidad de su rol (*el rol del psiquiatra*).

... El psiquiatra principal tiene que estar fuera de la acción, y ser removido de las escenas, tornándose un yo-auxiliar a la distancia. Su función se redujo al hecho de decidir quién podría ser el mejor agente terapéutico para quién, y a ayudar en la selección de estos agentes. Perdió sus insignias de omnipotencia, de magnetismo personal y el status de consejero. El médico, cara a cara, se convirtió en un médico a distancia. Ajustó su nueva función a la dinámica de un mundo tele.[11]

En fin, el psicodrama de dos, no mereció mucha dedicación de Moreno y no fue considerado en absoluto una modalidad terapéutica importante. Bustos,[12] citando conversaciones que tuvo con Moreno, afirma que él consideraba el psicodrama de dos un ejemplo de alta de espontaneidad y que su práctica se debía a la incapacidad del director para incluir otros en su trabajo.

Otros autores, además de Moreno, han minimizado la importancia del psicodrama bipersonal. Es el caso de Rojas Bermúdez, en Argentina y de Victor C. Dias, en Brasil.

Rojas Bermúdez[13] considera que la relación estructural dramática es una relación triangular, a la que se agrega el juego de personajes propios y ajenos. El yo-auxiliar en la función de actor y/o investigador social es parte indispensable de la referencia terapéutica, ya que forma la unidad funcional junto con el terapeuta.

La unidad funcional es el sub-sistema responsable por el éxito de los objetivos propuestos para el individuo y el grupo.[14]

Rojas Bermúdez tampoco dio énfasis al trabajo bipersonal. Inclusive es muy difícil encontrar menciones de esta modalidad psicoterapéutica en su obra.

Victor G. Dias,[15] considera que el psicodrama bipersonal es más desventajoso que ventajoso y, con claridad, pone en evidencia las dificultades de esta práctica. Uno de los mayores problemas es la cuestión de la distancia terapéutica.

Desde el punto de vista del terapeuta, el hecho de tener que jugar papeles complementarios con el paciente (por falta de un Yo-auxiliar para hacerlo), propiciaría una probabilidad alta de contaminación contra-transferencial y perjudicaría su papel de director, que quedaría abandonado en estas ocasiones. Además, la ausencia de un Yo-auxiliar empobrecería el instrumental dramático, que quedaría restringido al psicodrama interno y al onirodrama, lo que facilitaría el uso indiscriminado de declaraciones y del compartir.

Desde el punto de vista del cliente, perder la distancia terapéutica (vivenciada en el juego de roles con el terapeuta) causaría una sensación de desprotección, sería un estímulo para la carga de transferencia y un daño para su capacidad de observar. Además de eso, según Dias, la relación dual es artificial y no tiene paralelos en la vida real.

2 - Abordajes Alternativos para terepias psicodrama-ticas individuales

En nuestro medio buscaron solucionar a su manera aquello que muy ciertamente José Fonseca[16] llama "angustia del psicodramatista en su setting de psicoterapia individual."

Esa angustia es de naturaleza eminentemente técnica, ya que el manantial de manejos terapéuticos dejado por Moreno, se refiere sobre todo al trabajo grupal, donde la acción, principal característica del abordaje psicodramático, se desenvuelve con facilidad.

¿Cómo incorporar esa dimensión al trabajo terapéutico en la ausencia de yo-auxiliares y del grupo? Esta ha sido la interrogación de estos autores.

Fonseca[17] desarrolla lo que llama terapia de la relación, donde utiliza procedimientos de acción (doble, espejo, inversión de roles, concretización, maximización, presentificación** y también psicodrama interno) y verbales (interacción coloquial, señalamientos verbales y corporales, interpretaciones. Este autor hace explícito que lo importante en su técnica es que:

> ... las interacciones verbales cliente-terapeuta desde el punto de vista sociométrico son vistas como duales, o sea en las que el terapeuta está incluido en la relación y, por lo tanto, expresando su posición y su emoción a través de un rol (rol de terapeuta, o sea de forma terapéutica.[18]

En lo que se refiere a los procedimientos de acción, lo que caracteriza a este autor es lo que él llama "técnica de guerrillas", que son dramatizaciones cortas que tienen como eje el cambio de roles, el juego del doble, y los flashes de psicodrama interno o técnicas de video-tape (en lugar de la clásica construcción de la escena.

Además de Fonseca, otros autores buscaron formas de manejar la acción en el psicodrama bipersonal. Luis Altenfelder Filho[19] pone énfasis en la utilización del dibujo (psicograma) en la situación entre dos, sobre todo con personas que tienen dificultad para dramatizar, sea por temor excesivo al descontrol o por limitaciones físicas.

Mediante el dibujo del material conflictivo y con una correcta utilización de las técnicas clásicas de la dramatización: cambio de roles, espejo, concretización onirodrama y otras, se logra un trabajo psicodramático sin ser necesaria la presencia del yo-auxiliar. Sólo la técnica del doble es limitada en estos casos.

Ya Arthur Kaufman[20] propone como alternativa para el abordaje del psicodrama bipersonal la utilización de una caja terapéutica, compuesta por varios tipos de juguetes: bebés, muñecos seriados, etc.

Cree que es posible la utilización de juguetes para representar las figuras internalizadas, además de hechos y de sentimientos que resultan difíciles de descubrir o de reconocer. A partir de esa representación se puede recurrir a las técnicas psicodramáticas. Además, en la utilización de estos recursos lúdicos considero que existe la ventaja de que con ellos el paciente minimiza la utilización de los mecanismos de defensa más regresivos, especialmente porque considera más inofensiva esta manera de trabajar sus problemas.

** Presentificación- se trata de pedirle al paciente que camine dando pasos grandes, y que represente y describa en cada paso, un momento importante del día que está presentificado. Por ejemplo: el primer paso se refiere a la hora de despertarse; el segundo a la reunión de las diez de la mañana; el tercero al almuerzo con su hermano, etc.

3 - El psicodrama bipersonal de bustos

Quien con mayor autoridad legitimó la utilización del psicodrama bipersonal en el Brasil fue, sin duda, el Dr. Dalmiro M. Bustos. Para él[21] la psicoterapia psicodramática individual bipersonal, o simplemente psicoterapia psicodramática bipersonal,[22] es aquella situación terapéutica que comprende un paciente y un terapeuta. Ella reproduce el modelo de la relación madre-hijo, es un vínculo más protector, pero también más temido.

Es indicada en el comienzo de la terapia, justamente porque permite investigar las primeras relaciones afectivas, ofreciendo un contexto terapéutico más protector en el que el paciente es el único foco de atención del terapeuta. Además, el proceso individual permite que exista un sistema de auto-conocimiento más refinado, ofreciendo un contexto en el que las únicas tensiones provienen del vínculo con el terapeuta.

En lo que se refiere a las indicaciones, Bustos[23] considera que el psicodrama individual es generalmente indicado antes de un proceso grupal. Existen solamente dos excepciones para esta regla:

1) Pacientes que llegan a la terapia con un nivel mayor de integración y cuyos conflictos se refieren fundamentalmente a la esfera de las relaciones inter-personales, que poseen un nivel de insight suficiente sobre las motivaciones de sus conflictos.

2) Para pacientes con características crónicas, que generalmente no aprovechan las relaciones bipersonales, que traen poco material a sesiones individuales, haciéndolas difíciles y dolorosas.

El grupo terapéutico puede ser para estos pacientes un lugar en el que pueden participar más pasivamente de un proceso en el que los conflictos expuestos por sus compañeros irán lentamente movilizándolos. A esa altura suelen solicitar sesiones individuales para seguir la terapia utilizando las dos formas, y algunas veces prosiguen solamente de forma individual.

Excluidas estas dos formas, Bustos recomienda el tratamiento individual en una frecuencia de dos sesiones semanales durante un período que oscila entre seis meses y dos años, tiempo que se considera suficiente para que el paciente se integre a un grupo terapéutico.

Este autor utiliza técnicas verbales y/o psicodramáticas de acuerdo con el tipo de conflicto. Las técnicas psicodramáticas utilizadas incluyen la clásica construcción de escenas, substituyendo el yo-auxiliar por almohadones u objetos que estuvieren en el ambiente de trabajo, a los que el terapeuta da vida, prestándoles su voz, su fuerza, pero raramente entra en escena directamente con el paciente. Bustos utiliza también otras técnicas, como el psicodrama interno/juegos dramáticos de los que nos ocuparemos más adelante.

4 - Mi enfoque

Muchos profesionales creen que el psicodrama bipersonal es la forma de trabajo a la que nos debemos conformar, con la falta de pacientes necesarios para organizar grupos terapéuticos, o por la falta de condiciones financieras para tener un yo-auxiliar pago. Sin embargo, sabemos que la gran mayoría de estos profesionales experimentó, durante los años de su formación y perfeccionamiento, por lo menos un período de terapia bipersonal.

¿Qué es lo que determina que un método sea bueno para el terapeuta, pero no lo sea para su paciente? Parece que es difícil asumir y justificar la práctica del psicodrama bipersonal, probablemente por la falta del apoyo de Moreno.

Para mí, el psicodrama bipersonal no consiste en ese abordaje terapéutico "menor" o necesariamente preparatorio para una terapia grupal, como piensan muchos autores. Me gusta cuando Moysés Aguiar[24] se refiere a él como siendo "el teatro de la espontaneidad en una de sus formas más creativas".

La condición de ser un individuo es anterior a la condición de ser miembro de un grupo; por eso, comprender ese individuo en todos sus detalles, desde la singularidad de sus primeros intercambios afectivos hasta la compleja estructuración de sus conflictos y defensas actuales, es requisito indispensable para cualquier procedimiento terapéutico.

El desarrollo emocional del individuo traspasa necesariamente una fase auto-centrada, en la que el otro no es percibido en su exterioridad sino como parte integrante de su yo, que poco a poco va cobrando diferenciación. En este sentido la atención focal, los límites y la aceptación que el psicodrama bipersonal garantizan repiten el modelo de la relación madre-bebé, cuya importancia me parece que ya fue suficientemente reconocida por todas las formas terapéuticas conocidas hasta la actualidad.

También el "otro" está presente y disponible para el contacto, cuando y cómo el paciente lo necesita. Este otro tiene una naturaleza bipartida, con un polo concreto, actuado con vitalidad por el terapeuta en su relación real con el paciente, y un polo simbólico, actuado junto al paciente en los roles complementarios de la vida de éste.

Si, por otro lado, consideramos el punto de vista de Piaget[25] veremos que el funcionamiento cognitivo evoluciona de una forma concreta hacia otras cada vez más complejas y abstractas.

La presencia de un yo-auxiliar en la escena terapéutica parece responder bien a esa necesidad evolutiva de traspasar una fase más concreta, en la medida en que el yo-auxiliar se ofrece para ir concretando el mundo interno del paciente (sus sentimientos, sus emociones y la manera cómo introyecta sus vínculos más significativos.

Quiero decir que por un lado el yo-auxiliar permite la utilización del material simbólico y abstracto, y por otro lado configura una situación afectiva triangular, más elaborada y exigente. No utilizar el yo-auxiliar tiene, por lo tanto, sus ventajas y desventajas.

Una de las desventajas se refiere a la pérdida de la distancia terapéutica, con las confusiones de transferencia y contra-transferenciales resultantes de este hecho.

A esto quiero agregar que el psicodrama bipersonal no se propone estimular o crear ninguna neurosis de transferencia, de la misma forma que tampoco tiene la pretensión de que estos desvíos de la relación télica normal no puedan ocurrir. Ellos ocurren en cualquier tipo de terapia y con cualquier manejo técnico. Ya pasó casi un siglo desde que Freud[26] hizo ese descubrimiento y, sin duda, hoy en día tenemos condiciones para actuar con estas cuestiones cuando estas ocurren.

También somos capaces, aún cuando es necesario algún aprendizaje, de actuar con relación a la sobrecarga de funciones que el rol de terapeuta acumula en estas condiciones.

No me parece que el terapeuta pierda su rol de director, aún en los casos en que actúa en escenas con el paciente (verbalmente como lo hace Fonseca; prestando partes suyas como Bustos practica; o aún directamente, como ocurre en otros casos. Este es nuestro rol fundamental y, aún cuando algunas veces nos sentimos confusos, no creo que el hecho de actuar en las dramatizaciones sea el factor responsable por esta confusión, sino más bien lo sea el propio material que está surgiendo.

El control del terapeuta, como etapa constitutiva de su trabajo profesional, nos muestra que muchas veces sobreponemos al rol profesional algunos "ruidos" de nuestra vida emocional, y esto ocurre independientemente de que seamos terapeutas de grupo, de que trabajemos con un único paciente o de que contratemos un yo-auxiliar.

Tal vez la mayor pérdida que exista en el trabajo psicodramático bipersonal sea la pérdida de un referencial técnico clásico y la consecuente necesidad de crear nuevas formas de abordaje. Recuerdo que Moreno se refiere a esto exactamente, no en el sentido de una pérdida, sino como una ganancia de creación y espontaneidad.

En los capítulos siguientes expondré diferentes técnicas utilizadas en el psicodrama bipersonal y, mediante los casos descritos, ejemplificaré formas apropiadas de manejo. Comenzaré describiendo el encuadre básico, después investigaré diversas formas de caldeamiento y mostraré finalmente diversos procedimientos utilizados durante el desarrollo y la conclusión de las sesiones.

3
ENCUADRE BÁSICO

Normalmente trabajo con sesiones de 50 minutos, con una frecuencia de una o dos veces por semana. No siempre las sesiones culminan en una dramatización; en algunas ocasiones es más necesario elaborar verbalmente el material obtenido anteriormente que iniciar imperativamente otra dramatización.

En las sesiones en que utilizo dramatización, la metodología básica es la siguiente:

a) Estimular alguna forma de caldeamiento inespecífico y específico en movimiento, además del caldeamiento inespecífico verbal (ver Capítulo 4). Creo que esta fase es esencial para evitar las "dificultades de dramatizar con almohadones".

Personalmente he observado que cuando director y paciente están suficientemente caldeados no hay ningún obstáculo, pues el "como si" se impone en la sesión, haciendo que el protagonista ponga a funcionar niveles excelentes de abstracción.

b) Utilizar almohadones u objetos que haya en el ambiente en que se trabaja, para marcar con ellos los roles complementarios.

c) Proponer la técnica de tomada de roles para que el paciente pueda ir definiendo y experimentando el rol complementario.

d) Cuando el paciente vuelve a su rol, tengo por costumbre prestar mi voz y algunas veces mi fuerza física al almohadón, para mantener el caldeamiento y dar mayor veracidad a la dramatización. En tales ocasiones me refiero al rol complementario en la tercera persona del singular.

e) Difícilmente actúo o asumo el rol del paciente, y cuando lo hago es en pequeñas tiradas.

f) Tengo preferencia por la técnica de la entrevista, que me ofrece movilidad para ir y venir entre la fantasía del paciente y la realidad de la sesión.

Sobre este asunto estoy de acuerdo y llamo la atención sobre el excelente trabajo de María Ester Rodrigues Esteves[27], que resalta la utilidad de la técnica de la entrevista, sobre todo en el psicodrama bipersonal.

La entrevista en la escena psicodramática ocurre como parte del mundo "como si", exactamente en el entrecruzamiento fantasía / realidad, con el director entrando en el contexto dramático (ya que conversa con los personajes de la escena dramática) sin estar tomando el rol de un personaje de la escena del protagonista. Es una especie de papel psicodramático de él mismo.

g) Además de la técnica de la entrevista, utilizo varios otros recursos y casi todas las técnicas clásicas de la dramatización. Los próximos capítulos mostrarán como esto se realiza.

4
CALDEAMIENTO

Se ha dicho mucho sobre la importancia que el caldeamiento tiene para el psicodrama, pero tal vez todavía sea poco.

De hecho, la sesión psicodramática envuelve una tarea muy compleja. Sobre todo, esta consiste en una inmensa serie de sutiles cambios y adaptaciones del terapeuta y del paciente.

Desde el punto de vista del paciente, éste llega a la sesión cargando las tensiones que vive afuera, que no tienen solamente que ver con los conflictos intra psíquicos por los cuales pide ayuda, sino que también están relacionados con factores más o menos aleatorios, como son el tráfico, el humor negro de su superior en el trabajo, un dolor de muelas, etc.

Nuestra tarea inicial es la de auxiliarlo para separarse de estos factores circunstanciales, para que podamos zambullirnos por completo en los asuntos en que iremos a trabajar.

Ocurre además que dramatizar es mucho más que un juego de representación. Es asumir y sentir lo que sería la vivencia de otra persona y para esto se torna necesario alejarse de sí mismo y adentrarse en el rol que será vivido. El paciente deberá ser capaz de ejecutar saltos extraordinarios — de la parada del ómnibus, hasta los extraños espacios que su fantasía determinará — de lo real, al "como si". La función del caldeamiento es prepararlo para que sea posible hacer este malabarismo.

Cosas parecidas pasan con el terapeuta. Ser terapeuta es un rol más en la vida de alguien, rol que exige varias adaptaciones. En el plano personal, requiere que se desvincule temporalmente de sus otros roles cotidianos: madre, ama de casa, etc. En el plano profesional, a cada entrada y salida de un paciente hay una reacomodación completa para poder alejarse de los contenidos del paciente anterior para poder ofrecerse por entero al nuevo paciente.

Sin embargo, sutilmente en la secuencia de una sesión es muy posible que el terapeuta dirija una escena de agresión y enseguida otra de sentido inverso, que podría ser de relajamiento. En fin, el terapeuta también necesita ayuda para ponerse en sintonía con estas posibles situaciones.

Moreno[28] dice, sobre el caldeamiento, que hay una movilización involuntaria del sistema neuromuscular, desencadenada por un acto voluntario cualquiera, mostrándonos con esto que ocurren inclusive alteraciones fisiológicas. Es también a través del warming up que liberamos la espontaneidad necesaria para catalizar nuestra creatividad.

Por lo tanto, el caldeamiento es imprescindible como requisito técnico inicial de una sesión psicodramática. En la práctica, lo que ocurre es que no siempre se le da la debida importancia, sobre todo en el psicodrama bipersonal. En este caso, y debido a los límites del tiempo (generalmente entre 50 y 90 minutos), es muy común que haya una cierta ansiedad sobre el mejor aprovechamiento del horario y no como raramente ocurre que se lo considera superfluo e innecesario.

En realidad, me parece que hay poco consenso y poca discusión sobre cuál es el tiempo proporcional necesario para cada una de las etapas de una sesión (caldeamiento, dramatización y sharing), tanto en la terapia bipersonal, como en la grupal. Hemos observado que en ciertos casos algunos colegas han iniciado las dramatizaciones casi sin ningún caldeamiento. En otras ocasiones, constatamos caldeamientos tan prolongados que casi no sobró tiempo para la dramatización. Esa indefinición, a mi modo de ver parte del propio Moreno. Él, a pesar de haber mencionado varias veces en su obra lo que llama de caldeamiento preparatorio, no describe exhaustivamente ninguno de estos procedimientos. Algunas personas que estuvieron en Beacon, nos sorprenden contando que las sesiones se iniciaban casi "a seco", sin mucha preparación, o sea sin caldeamiento inespecífico premeditado.

Se supone que los caldeamientos más elaborados, a los que estamos acostumbrados actualmente, derivan más de nuestros colegas argentinos, que de Moreno.

Así, pienso que el caldeamiento inespecífico en una sesión individual de 50 minutos debería ocupar entre 5 y 10 minutos al comienzo de la sesión. La dramatización — y aquí incluimos el caldeamiento específico — lleva más o menos unos 25 o 30 minutos, sobrando unos 10 o 15 minutos para un sharing o una elaboración. Obviamente, no son tiempos rígidos, pero sirven como orientación para que la sesión no prescinda del caldeamiento, ni se reduzca a éste.

Los terapeutas que se inician corren siempre el riesgo de ser vencidos por el nivel verbal y racional. El miedo de dramatizar está presente en muchos casos y por varias razones: dramatizar significa zambullirse en lo desconocido, en el universo del paciente, y significa utilizar recursos técnicos que todavía no se saben manejar. Este es el famoso "miedo de perderse", que suele inmovilizar a muchos terapeutas. Parodiando a Moreno,[29] pienso que no hay nada para lo que el terapeuta esté menos preparado que la sorpresa.

No es difícil que encontremos un terapeuta joven preguntando a su paciente si quiere o no dramatizar tal o cual escena. Y la respuesta negativa es muy frecuente, ya sea porque el paciente está cansado, porque no es un buen día, etc. Lo que se constata en estos casos es la complementariedad de las defensas paciente/terapeuta, como si el paciente estuviera respondiendo exactamente a aquello que el miedo del terapeuta desea, o sea que no va a dramatizar. Una racionalización posible del terapeuta sería: "Fue el paciente el que no quiso dramatizar, yo lo invité a que lo hiciera". Lo mejor sería que, con o sin miedo, el terapeuta se levantase de la silla, caminase por la sala y llamase a su paciente diciéndole: "Venga, vamos a trabajar".

Es una invitación imperativa la que debemos hacer, no puede ser condicional (en verdad, condicionada por las defensas del terapeuta.

Este capítulo está destinado a hacer una revisión y una cierta sistematización de las formas posibles de caldeamiento, queriendo objetivar y facilitar el empleo de estas prácticas en el psicodrama bipersonal.

Estamos acostumbrados a clasificar el caldeamiento en inespecífico y específico.

1 - Caldeamiento inespecífico

Su intención es la de que el paciente se sitúe en la sesión, enfocando su atención en sí mismo y calmando sus resistencias para poder entrar en lo nuevo que toda sesión trae consigo.

Las actividades propuestas, si son de naturaleza neutra, sin metas definidas, deben favorecer tanto un movimiento libre, situándose en la sala de trabajo, como un re-conectarse consigo mismo.

Si nuestro deseo fuese el de desarrollar un trabajo dramático, el caldeamiento inespecífico, sobre todo el caldeamiento inespecífico en movimiento, será una valiosa herramienta para nosotros.

Caldeamiento inespecífico verbal

En general un paciente llega y, después de los saludos de costumbre, se sienta y comienza, con mayor o menor dificultad, a decir lo que le pasa.

Esa primera verbalización ya es un caldeamiento, tanto para el paciente como para el terapeuta, que de a poco va concentrando su atención en los contenidos relatados.

a) Hay pacientes que traen el material de forma objetiva, o que están decididos a dramatizar, pero no son la mayoría. Lo más frecuente es que traigan un aglomerado de temas difíciles de organizar, o que traigan sensaciones vagas, emociones difusas dedifícil especificación. En estas circunstancias el terapeuta puede auxiliar verbalmente, para que el paciente llegue a precisar mejor sus contenidos, o elegir hacer ya un trabajo activo desde el comienzo.

b) En algunos casos, el paciente habla sin parar, parece que no quiere o no puede dar ninguna brecha para sus sentimientos. El terapeuta a su vez comienza a inquietarse, sin saber exactamente cómo entrar y auxiliarlo para contener su ansiedad. En esas circunstancias, y eventualmente sin que salga de la silla, podemos proponer la consigna que Eva Leventon[30] nos enseña:

— Piense en una frase que le gustaría mucho escuchar (o que no le gustaría escuchar) de un amigo, pariente (o de la persona que estaba hablando). Haga de cuenta que es esa persona, y aquí está usted (se coloca un almohadón) y ¡digala frase!

Esta consigna simple, hecha al paciente estando de pie o sentado, permite traer al momento presente el nivel emocional reprimido, y generalmente después de eso se define algún trabajo.

Caldeamiento inespecífico en movimiento

Esta es la forma de caldeamiento que pienso que conviene más a los terapeutas (iniciantes o no) que, por varias razones, tengan dificultad de trabajar dramáticamente con sus pacientes. Evita la tentación de quedarnos en lo verbal, ya que estamos más acostumbrados a esta forma de comunicación, que dominamos mejor y con la que nos defendemos mejor.

Es el tipo de caldeamiento más común en nuestro medio. Hasta se dice en broma que para saber si determinado terapeuta es o no psicodramatista basta observar si, en cada comienzo de trabajo, le solicita al paciente que camine.

En realidad, he observado muchos trabajos en los que los pacientes no llegan a relajarse a pesar de ser bien clara la consigna de levantarse, caminar y/o mover el cuerpo. Caminan mecánicamente, con ganas de que todo termine, pareciéndoles que la instrucción es estúpida y repetitiva. En estos casos, es provechoso que el terapeuta muestre al paciente su dificultad algunas veces, explicando al paciente por qué le pedimos que haga aquella pequeña gimnasia al comenzar el trabajo, que con ella conseguimos hacer un buen rescate de la percepción del cuerpo, de la respiración y de otros detalles que él mismo podrá observar.

Tengo por costumbre decir que aquellos ejercicios tienen el propósito de hacer que se vuelva a conectar con el cuerpo que generalmente es llevado por la persona durante todo el día como si fuese una ropa que vestimos de mañana al levantarnos, pero a la que no le damos atención el resto del día. Hablo de la importancia de sentir el cuerpo, dónde está doliendo, dónde hay tensiones, para que la verbalización no solamente salga de la boca, sino del sujeto como un todo, sin olvidar ninguna parte.

Yo le doy mucha importancia al caldeamiento en movimiento y busco, de verdad, también sentir mi propio cuerpo en esos momentos. Creo que esto me ayuda inclusive para saber cuáles son las dificultades del paciente y para encontrar lo que debo pedirle para facilitar este reconocimiento.

Partimos de lo real, como regla general. Por ejemplo, del calor o frío que hace el día de la sesión, o sea de la sensación sensorial-perceptiva experimentada. El terapeuta puede sugerirle al paciente que camine por el lugar, mientras él también se mueve, y que vaya expresando lo que siente (calor, frío, etc.).

La idea es nombrar e ir estimulando los movimientos espontáneos del paciente, como por ejemplo: si mueve la nuca, el terapeuta podría comentar: "Eso es, relaje la nuca. Muévala en varias direcciones". Lo importante es observar las zonas tensionadas que podrían ser relajadas mediante sus sugestiones.

A continuación daré otros ejemplos de caldeamientos inespecíficos en movimiento:

a) Caminar: Cuando el paciente llega, y después de los saludos formales, podemos pedirle que camine, piense y diga en voz alta lo que lo está preocupando.

b) Estirarse: Mientras camina, le pedimos al paciente que se estire un poco, brazos, piernas, cuello, que deshaga algunas contracciones, respire profundo y que trate de percibir lo que le ocurre (puede ser una sensación, una imagen, una idea o una escena).

c) Alcanzar el techo: Se le pide al paciente que se estire y procure alcanzar el techo de la habitación o la parte superior de la puerta y relaje después. En estos casos las consignas deben ser "Vamos, usted puede lograrlo. ¡Más arriba! Insista".

d) Almohadones: Con el paciente en movimiento, se le sugiere que coloque un almohadón designando cada uno de los tópicos que quiere trabajar. Enseguida podemos sugerir que disponga espacialmente los temas, sintiendo cuál está más próximo de él, cuál es el más distante, cuál le resulta más atractivo, cuáles son los asuntos que están vinculados entre sí, etc.

e) Visualizar la situación: La consigna puede ser: "Camine por la sala y visualice cuál es la situación de su vida que le trae mayores dificultades en este momento". A partir de ahí, le podemos pedir que sienta la emoción que esta situación le causa. Este caldeamiento en general es muy fértil en asociaciones. A partir de él pueden ser utilizados otros procedimientos, como por ejemplo:

— Preguntar por el personaje que puede ser construido y/o evocado a partir de esta emoción, sugiriendo a continuación al paciente que dramatice ese personaje. (Ver juego de personajes).

— Solicitar que el paciente penetre en esa emoción y trabaje en el nivel del psicodrama interno.

— llamar el personaje que fue evocado por la emoción y estimular para que el paciente encuentre otro personaje que sea opuesto al anterior y a partir de ese encuentro, realizar un enfrentamiento verbal entre los dos. (Ver juego de títeres).

f) Masaje: Con el paciente de pie, se le pide que haga movimientos de masaje, semejantes a cuando se quiere espantar algo incómodo o sacudir el agua de encima. Las consignas auxiliares que el terapeuta emita pueden ser de este tipo: "Sáquese lo que le está incomodando. Tire lejos el tráfico, el trabajo, el cansancio y llegue lo más entero posible a la sesión".

g) Pelota de tenis: Se le pide al paciente que masajee su pie con una pelota de tenis, buscando sentir que todo su cuerpo se va soltando. Es conveniente sugerir que se masajee un pie cada vez para poder comparar el lado masajeado con el otro.

h) Masajear la cara: La consigna aquí puede ser: Masajee su cara, busque alisar las arrugas de su ceño, de las cejas, de la nariz, de la boca, de la nuca, etc.

i) Conciencia corporal: Se le pide al paciente, que está de pie, que perciba todas las partes de su cuerpo y los movimientos que éstas pueden hacer. Por ejemplo: "Mire sus manos, sus dedos, muévalos, cierre y abralas manos, tuerza la muñeca, brazos, tronco, etc."

j) Respiración: Con el paciente de pie, se sugieren los siguientes movimientos: Inspiración, contener el aire, expirar. La idea es la de favorecer la conciencia sobre el proceso respiratorio. Por eso también se puede pedir que el paciente lleve sus manos al abdomen, costillas, hombros, con la intención de que el aire penetre en estas partes del cuerpo.

k) Cosas que se quieren vs. cosas que no se quieren: Con el paciente caminando, se le pide que haga existir dos grupos de cosas: uno donde puede colocar todo lo que no quiere tener más dentro de sí, y otro donde puedan estar las cosas que quiere tener.

l) Stop: Se le pide al paciente que camine, que mueva su cuerpo, sobre todo las partes más tensas y que súbitamente pare, componiendo una estatua. Para quela investigue, le proponemos: "Perciba bien supostura, ¿qué emoción le produce? ¿Qué hechos de su vida le recuerda?".

m) Ritmo alternado: En este ejercicio tendremos que pedir al paciente que camine por el ambiente de trabajo,pero con ritmos alternados. Primero con su ritmo natural, después lo más rápido posible, pero sin correr. A continuación le pedimos que preste atención a las sensaciones y emociones que acompañan este ritmo acelerado. Finalmente, le solicitamos que camine en cámara lenta, observando sus movimientos y sensaciones.

n) Caminar en lo caliente, frío y en diferentes texturas: De la misma forma que en el ejercicio anterior, la primera consigna se refiere a caminar por la sala. Después vamos agregando cualidades a este caminar. Por ejemplo: "Camine como si estuviese pisando brasas,ahora algodón, sienta lo blando, ahora está caminando sobre hielo, se resbala, etc."

o) Caminar en línea recta y en línea curva: Se le pide al paciente que camine trazando rectas imaginarias en el espacio de la sala. O líneas curvas. Este ejercicio puede alternar los dos tipos de trazado. Con él conseguimos descentrar al paciente de otros problemas y que se concentre en el espacio terapéutico.

p) Sentir la cara: Se pide al paciente que camine y que vaya progresivamente sintiendo su rostro. Le pedimos que haga una expresión facial de rabia y experimente su mímica. Repetimos la misma sugestión con relación a otras emociones como: ternura, compasión, odio, envidia, etc. Otras consignas pueden ser: "¡Sienta sus ojos! Observe cómo las personas miran su rostro, cómo usted mira el rostro de los otros, haga lo posible por ver el suyo. Observe lo que esconde debajo de su máscara social".

2-Caldeamiento específico

En este momento el terapeuta ya decidió cual será el recurso técnico que utilizará. Pasa entonces al caldeamiento específico, con objetivos y consignas más precisas, induciendo la preparación del paciente para la dramatización.

El caldeamiento específico tiene especial importancia cuando el trabajo se hace con escena abierta y/o psicodrama interno.

Escena abierta

Normalmente, cuando se trata de un trabajo con escenas, el caldeamiento específico envuelve la caracterización de una situación y el local. También exige la composición de personajes, ya que en este proceso irá poniéndose en contacto con los recuerdos y emociones asociadas a ellos.

Sobre la composición de los personajes, esta descripción desea el contacto con las características superficiales y profundas de las personas cuyos roles están siendo desempeñados. Por eso las consignas se destinan a auxiliar al paciente en esta tarea de composición del otro, pidiéndole que observe la voz, la manera de vestir, postura al hablar, sus gestos particulares, etc. Y es más, el terapeuta le puede pedir que investigue los detalles de la personalidad atribuida al personaje. Por ejemplo, si la descripción fuese la de una persona muy linda, el terapeuta le puede sugerir que sea lindo, el más lindo del mundo y que actúe en ese rol. O en el caso de describir una persona enojada, ¿cómo sería su expresión en este caso? Voz, arrugas en la frente, puños cerrados, etc.

Sobre la caracterización del ambiente, las consignas deben procurar focalizar la atención del paciente en el local en que transcurre la escena. Todo es importante, la hora del día, los muebles, la disposición espacial de los objetos y de las personas, etc. Preguntas como: "¿Dónde quedan las ventanas, puertas, muebles y dónde están las personas?" son muy útiles y ayudan al paciente y al terapeuta en su caldeamiento y les permiten visualizar la situación.

Es interesante también solicitar al paciente que preste atención en los detalles aparentemente sin importancia de la escena. Le podemos pedir, por ejemplo, que "mire por la ventana del ambiente que construyó" y nos describa lo que ve.

Psicodrama interno

Sobre el caldeamiento específico para un psicodrama interno, lo que más interesa es hacer que el paciente se aquiete y consiga separar su atención del mundo externo, para poder zambullirse en el espacio propiode su mundo interno. Son apropiadas todas las técnicas de relajamiento, aún cuando el objetivo no sea el relajamiento en sí mismo, sino como puerta de entrada para "lo interno".

Una máscara para los ojos, como las que se utilizan en los aviones, es muy útil en esta tarea, siempre que el paciente no se sienta amenazado.

Es bueno también saber que algunos pacientes se calman rápidamente y nos permiten iniciar casi en seguida un trabajo interno. Otros necesitan de más orientación y un relajamiento más profundo para estar aptos. De cualquier manera, la voz del terapeuta en este caldeamiento, como el contenido de las consignas, son fundamentales. Su voz debe ser suave y calma, las consignas deben ser precisas y convincentes para el éxito de la tarea. Esto es necesario porque muchas personas que son ansiosas, cuando se les propone hacer un psicodrama interno, dicen que no ven nada, que no tienen ninguna sensación o recuerdo. Si el terapeuta está calmo y con confianza, puede transmitir al paciente la idea de que no hay apuro y que no precisa forzar sus imágenes y/o pensamientos. "No corra detrás de las imágenes, deje que ellas lo sorprendan", en general sería una buena sugestión. A continuación daremos algunas ideas sobre caldeamiento específico para psicodrama interno:

a) Respiración: Con el paciente acostado, se le pide que cierre los ojos y preste atención a su respiración. Respire hondo y lentamente, inspire, guarde el aire y después suéltelo. Trate de empujar el aire cada vez más lejos en el cuerpo, como si quisiera llenarlo de aire. El terapeuta puede ir nombrando las partes del cuerpo hasta donde el aire debería llegar.

b) Foco de luz: El terapeuta le sugiere al paciente que al inspirar inspire también un haz de luz, que al pasar por el cuerpo, lo vaya iluminando. La consigna puede también incluir la observación de aquellas partes internas que no permiten que pase la luz. Sería también interesante sugerirle que observe el ritmo con que la luz va pasando por todos los lugares.

c) Aflojar las partes del cuerpo: Se le pide al paciente que está acostado, que vaya sintiendo las partes del cuerpo de forma ascendente, comenzando por los dedos del pie. Seguir por las piernas, nalgas, abdomen, etc.

d) Buscar las sensaciones corporales y la zona más tensa: Muchas veces el paciente trae una queja explícita de angustia, peso o dolor en alguna parte del cuerpo. En estos casos, podemos pedirle que se acueste, cierre los ojos, respire profundamente y concentre su atención en el lugar en que tiene dolor, angustia o tensión. La idea en este caso es la de maximizar la percepción de esa región, para iniciar después el psicodrama interno.

5
DRAMATIZACION

Un terapeuta que comienza, cuando observa trabajar a un colega con más experiencia, posiblemente sentirá una gran admiración por la riqueza de instrumentos, juegos y manejos que él exhibirá. También se preguntará de dónde saca tantas ideas y si será posible que él consiga llegar a trabajar así.

En este capítulo mi objetivo es ofrecer de forma organizada el repertorio de manejos terapéuticos que pude acumular mientras iba haciendo mi formación. Creo que será útil para otros terapeutas, como un modelo básico para comenzar un trabajo y después crear su propio repertorio.

No me olvido de la espontaneidad y no me propongo sabotearla. Darle la mano al que está gateando es una manera de llegar a verlo rápidamente caminando solo con seguridad. Es esto lo que deseo.

Tuve varias dudas al escribir este capítulo. Algunas se referían a la manera de organizar las diferentes formas de dramatizar con el paciente, y otras tenían que ver con el estilo que elegiría para exponer esos manejos.

Fue difícil encontrar las respuestas para las primeras dudas. Pensé que varios procedimientos se llaman "dramatizaciones". Se habla de "técnicas clásicas", dramatización con escena abierta, psicodrama interno, trabajo con sueños, trabajo con imágenes y juego dramático. Me parece muy complejo limitar cada una de estas categorías, ya que frecuentemente ellas se ínter penetran durante un mismo trabajo. A pesar de esto, me propuse la tarea de circunscribir cada una de ellas, buscando una organización didáctica. Cuando esto fue posible, agregué por lo menos un ejemplo clínico de cada procedimiento y comentarios de algunos colegas sobre las técnicas utilizadas. En algunos casos me extendí en consideraciones históricas o teóricas para atender algunas curiosidades personales sobre una u otra técnica. Siendo así, continuaré relatando los diferentes manejos, comenzando por las llamadas técnicas clásicas, de la forma como Moreno las describió. Estas son las técnicas básicas y son utilizadas en casi todas las formas de manejos terapéuticos.

1 - Técnicas Clásicas

Doble

El objetivo del doble es entrar en contacto con la emoción no verbalizada del paciente, y que en muchos casos no llega a ser conciente. Con esto se quiere ayudar al paciente a poder expresarlas. Cuanto más el terapeuta esté identificado con el paciente, mejor será el doble que haga.

Suelo decirle al paciente que por un breve tiempo dejaré de ser yo misma y tomaré su lugar.

Mediante breves verbalizaciones, pero precisas, procuro mostrar lo que he percibido. Para finalizar le explico que estoy volviendo a mi rol de directora.

Ficha técnica

Un buen doble puede ser hecho si seguimos un pequeño camino de tres momentos:

a) El terapeuta busca tomar la posición corporal del paciente para, a través de ésta, entrar en empatíacon su vivencia emocional. Con el deseo de entrar mejor en el rol, puede verbalizar las últimas frases que el paciente formula.

b) En seguida, el doble debe comenzar a colocar en duda los sentimientos formulados por el paciente, e ir experimentando la posibilidad de nuevas motivaciones y nuevas emociones en aquel rol.

c) Por último, el doble debe afirmar y concretizar esas nuevas posibilidades.

Peligros

— El doble no integrarse al rol y enfrentar al paciente con sentimientos y emociones que no son suyas necesariamente.

— Cuando el doble integrado al rol no le da tiempo al paciente para sentir la emoción. Es una anticipación que puede redundar en una arritmia entre lo que el paciente siente y lo que el doble dice, provocando mecanismos defensivos.

Ejemplo

a) Datos personales - A, sexo femenino, 25 años, desde hace cinco en terapia.

b) ¿Por qué T propuso esta técnica?: La paciente está en un momento difícil de su vida. Siempre fue muy soñadora y actualmente la realidad se está imponiendo cada vez más a sus ojos. En medio de una dramatización en la que se trabajaba el presente, el futuro posible y lo intangible, coloca su familia (ella, su marido e hijo), sus padres, la terapia y el trabajo en la actualidad.

La terapeuta le pide que se aproxime a esos aspectos del presente y le pregunta cómo se siente. La paciente se queda quieta y después comenta: "Son buenos". T se da cuenta de que existe una dificultad para que la paciente sienta intensamente las emociones que fueron provocadas por su sugerencia y entonces decide hacer el doble.

c) Descripción de la vivencia de la paciente:

P: Son buenos. (Se refiere a los aspectos del presente)

T: Dejaré de ser yo, y voy a ser tu doble. Todas las veces que me ponga a tus espaldas querrá decir que también soy tú y cuando me coloque enfrente, será que volví a ser yo misma. ¿Está bien?

P: Sí.

T: (Como el doble de P) Es como si en cada uno de ellos hubiera una parte que no me gusta.

P: Comienza a agarrar, uno a uno, los aspectos del presente y va diciendo por qué no está satisfecha con ellos.

T: (Como el doble de P) No me siento bien con estas cosas. ¿Qué fue lo que cambió?

P: Antes era diferente, ahora es como si hubiese una pared entre esas cosas y yo, o entre dos partes mías.

T: (Para el doble y asume de nuevo su rol de directora, pidiéndole a P que componga la imagen que surgió)

Comentarios

1 -El doble es un momento breve en la dramatización, al final del cual el terapeuta vuelve a su papel de director.

2 -T fue muy didáctica al explicar al paciente lo que haría, pero generó un des-caldeamiento. Casi funcionó como un espejo del doble. Es mejor realizar el doble sin anticiparle al paciente lo que se hará.

Espejo

Ficha técnica

Consiste en que el terapeuta se coloque físicamente en la posición que en determinado momento asume el paciente, como si fuese una fotografía o un flash de una película.

El objetivo es permitir que el paciente, mirando para sí mismo desde fuera de la escena, reconozca los aspectos presentes en ella y pueda emitir una reacción frente a estos aspectos. Se desea favorecer el aumento de la observación del yo. También favorece una tomada de conciencia que la proximidad emocional dificulta. Es un recurso útil para finalizar una dramatización, cuando se desea rescatar la mayor parte de la vivencia del paciente. También es importante en escenas complejas, para que el paciente pueda elegir el camino que la dramatización habrá de seguir.

El espejo es una de las técnicas que favorece mucho el insight. En general es el momento en que se vislumbra la resolución del conflicto.

En el caso del psicodrama bipersonal, el terapeuta puede colocarse en el lugar del paciente o puede colocar un almohadón en su lugar y describir verbalmente lo que percibe, sugiriendo que el paciente también lo podría estar viéndolo así.

En el primer caso, cuando me coloco en el lugar del paciente, le aviso que así lo haré. Por ejemplo: "Mire, voy a dejar de ser Rosa por un momento y me colocaré en su lugar y haré de su modo las cosas. Solamente mire". Luego vuelvo a mi rol de directora y le pregunto qué fue lo que observó.

En el segundo caso, cuando uso un almohadón y describo lo que veo, suelo ser clara y precisa. Por ejemplo: "Aquí estás tú, P, en esta escena. Tú dices que te importa tu jefe. Pero, ve tu posición: los brazos están cruzados bien apretados, los ojos no miran para ningún lugar y tus hombros están caídos. ¿Qué te parece?"

Aclaro que dentro de mi experiencia, ha sido raro que algún paciente se haya confundido o no haya entendido la propuesta. Si esto ocurre, trato de repetir la observación siendo todavía más precisa. Tengo casi una completa seguridad que cuando un paciente no comprende lo que se le está proponiendo, lo hace por cuestiones vinculadas a su problemática específica y no porque la técnica sea confusa.

Peligros

El espejo corre el riesgo de ser una técnica agresiva, sobre todo si se aproxima a una caricatura. En estos casos se pierde el beneficio terapéutico, suscitando un aumento de las defensas.

Ejemplo 1 - Espejo como caricatura

a) Datos personales: M, 18 años, desde hace ocho meses en terapia.

b) ¿Por qué T propuso la técnica?: El paciente siempre entra en la sala de la misma forma: parece desesperada, cansada, suspirando. Muchas veces, cuando se sienta, ya no presenta ese cansancio, o no lo menciona, pero invariablemente, en la sesión siguiente entra del mismo modo.

c) Descripción de la vivencia del paciente: El terapeuta, luego que cierra la puerta le dice al paciente:

T: Mira, M, voy a mostrarte cómo entras a la sesión.

T: (En el lugar de M): se desespera, suspira, exagerando los gestos de la paciente.

P: Es que yo vengo cansada, tomo muchos ómnibus.

T: Siempre vienes así.

P: Sí, por culpa de los ómnibus.

T: ¿No será que me quieres decir otra cosa con todos esos gestos?

P: No, no estoy cansada de venir aquí. (Negando)

Comentarios

1) Debido al grado caricatural con que T desarrolló este espejo, la técnica no produjo el insight deseado, al contrario, aumentó las defensas.

2) T parecía ansiosa por mostrarle a la paciente lo que había observado. Esta ansiedad probablemente la llevó a ser más exagerada de lo necesario.

Ejemplo 2 - Espejo bien empleado

a) Datos personales: A, 56 años, desde hace cuatro años en terapia.

b) ¿Por qué T propuso la técnica?: De manera parecida con la paciente anterior, A tenía una manera característica de entrar en la sala: entraba de una forma muy formal y distante. A su "¿Cómo está?" verbal agregaba una determinada posición de las manos (una mano apretaba la otra) y enseguida la paciente se dirigía hasta su sillón caminando pesadamente, se sentaba y suspiraba, como si estuviese cansada o como si hubiera hecho un gran esfuerzo para llegar a la sesión.

Como se trataba de una paciente que estaba desde hacía tanto tiempo en terapia, le llamaba la atención a T ese modo formal y distante de saludar, totalmente diferente de la manera en que se despedía de T (la besaba y parecía muy próxima afectivamente).

c) Descripción de la vivencia del paciente:

P: (Entra en la sala y saluda a T verbalmente) ¿Cómo está? (Sus manos se aprietan entre sí, va hasta el sillón, se sienta y suspira).

T: ¿Está bien?

P: Sí, pasé una buena semana.

T: No es lo que pensaría si solamente viera su manera de entrar.

P: ¿Por qué?

T: Porque cuando usted llega a la sesión siempre parece cansada o enojada, y percibo que, en muchos casos, lo que usted dice después no confirma mi observación anterior.

P: ¿Cómo llego a la sesión?

T: Voy a mostrarle. Cambiemos de roles. Usted es Rosa y yo soy A.

T: (En el rol de A) ¿Cómo está? (Aprieta sus manos con fuerza, se dirige al sillón y suspira).

P: (En su rol) ¿Yo siempre hago así?

T: (Como T) No puedo decirle que sea siempre, no las he contado, pero sus manos apretadas, su suspiro y la distancia con que me saluda, me llaman la atención desde hace un buen tiempo.

P: ¿Será porque no sé como llegar?

T: ¿Cómo?

P: Siempre que llego a algún lugar, no sé cómo actuar. No sé si beso las personas, si ellas querrán besarme, no sé si estarán las personas que conozco, y si no estuvieren, ¿cómo saludaré a los extraños?

T: Sí. Tal vez sea eso. Los movimientos que usted hace cuando llega son formales, no muestran todo eso que usted siente. Sólo el suspiro denuncia algo.

P: Me parece que es un desahogo, por todo lo que guardo adentro.

T: Sí, seguramente ese llegar le provoca alguna ansiedad. Por otro lado, usted crea un malestar en la persona que la recibe. Yo, por ejemplo, me siento desconcertada, porque la paciente que me deja al final de la sesión me besa, es calurosa, y no es igual a la que recibo a cada sesión. Parece que nosotros, que nuestra relación, no tuviera una secuencia, una historia.

P: Está de acuerdo... Y agrega que no sabe si debe besarme o no, pero le parece curioso que sí sabe despedirse. Como si estuviese presa. (En este momento aprieta sus manos)

T: Le muestro el gesto que está haciendo, pido que lo acentúe para ver lo que le provoca y partimos entonces hacia un trabajo con la imagen que le surge.

Comentarios

Bien empleado, el espejo puede facilitar la percepción de sentimientos y actitudes enmascaradas por la conducta.

Inversión de roles

Ficha técnica

Moreno decía que el cambio de roles era el motor que impulsaba el psicodrama. Y probablemente sea la técnica más utilizada en el trabajo clínico. Permite, además de vivenciar el rol del otro, descubrir aspectos del propio rol que quedan en evidencia por la distancia.

En principio se le pide al paciente que tome el lugar del otro, o sea, que represente el rol de alguien sobre quien se está hablando. El terapeuta lo auxilia, mediante la técnica de la entrevista para que vaya componiendo este personaje y se sintonice poco a poco con sus percepciones, emociones y opiniones.

Existe una controversia sobre cuándo tomar un rol es realmente una inversión. Para algunos psicodramatistas,[31] sólo sería adecuado hablar de "inversión de roles" cuando las dos personas envueltas en un determinado vínculo estuviesen presentes en la sesión. Por esto, sólo podríamos realizar esta técnica en terapias de grupo, de vínculos, de pareja o familiares. En las psicoterapias bipersonales esto solamente sería posible cuando se trabaja la relación terapeuta-cliente.

Yo pienso que estas técnicas forman parte de un mismo proceso, con grados crecientes de complejidad. Si pensamos en el desarrollo infantil, como lo hace José Fonseca[32] veremos que primero el niño toma el lugar de su madre, la imita en sus gestos, ropas, modo de hablar, etc. y solamente mucho más tarde es capaz de cambiar el lugar con ella, en el sentido de estar capacitado para percibir y reaccionar frente a la realidad como ella lo haría. En este sentido, entre el simple "imitar a mamá" y "ser mamá" existen niveles intermedios en la vivencia del rol del otro.

En el psicodrama bipersonal, esta evolución — desde la tomada del rol hasta la posibilidad de realmente ser el otro — en mi opinión se da por el caldeamiento. Cuanto mayor sea la adherencia y empatía que el paciente obtenga en el momento de tomar el rol, más podremos hablar de inversión de roles. La técnica de la entrevista, desarrollada por el terapeuta durante la fase de entrar en el rol del otro, y el hecho del terapeuta estar prestando su voz al almohadón que representa el propio sujeto, irán creando ese caldeamiento, y propiciando la existencia de un "como si" más consistente, en el que parezca que aquella relación está ocurriendo en ese aquí y ahora. He observado un crecimiento de la tele en muchos pacientes después de la inversión de roles en la terapia bi personal, bien como un desarrollo de la auto-tele, o sea, el paciente pasa realmente a reformular cómo experimenta a sí mismo y a los otros.

Se recomienda un cambio de roles, siem pre que se desea investigar con más profundidad una relación que sea im portante para el paciente. Según Bustos:[33]

> ...las oportunidades para proponer un cambio de roles son:
>
> 1) Cuando el protagonista le hace una pregunta directa al yo-auxiliar, haciendo que éste tenga que com prometerse con él. El cambio de roles permite que el propio paciente responda su pregunta o que de alguna manera resuelva la situación.
>
> 2) Cuando se le quiere mostrar al paciente cómo sus conductas son recibidas por el otro.
>
> 3) En el comienzo de una dramatización, con el fin de que ese cambio de roles sea informativo, para que el yo-auxiliar pueda observar cómo debe com poner el rol deseado.

Los datos así obtenidos se incorporan a varias funciones: podemos saber mejor cómo se siente el paciente, siendo visto desde el rol com plementario; le podemos solicitar que argumente desde el punto de vista del otro y de esa manera mirar una nueva verdad; o, podemos pedirle que responda para sí mismo las preguntas que le haría al otro rol, etc.

En fin, esta es una técnica muy fértil con relación a los datos que puede ofrecer, sólo que su utilización se perjudica cuando el paciente no está apto para discriminar su mundo interno de la otra persona. O, cuando los pacientes que consiguen hacer esta discriminación se encuentran circunstancialmente con dificultad de separar ambas realidades (por dificultad con relación al asunto tratado o por la intensidad de la emoción evocada).

Ejem plo: Inversión de roles

a) Datos personales: M, 23 años, drogadicto. No trabaja, no estudia, niega mucho sus propias emociones. Hace un mes está en terapia.

b) ¿Porqué T propuso el cambio de roles?: T ha intentado sin éxito trabajar más con la técnica del doble para poder dar un nombre a las emociones que el paciente niega. Lo que pasa es que el paciente al doble, lo toma como si sólo fuese una opinión más de T, y por eso no le presta atención. En esa sesión trae un sueño en el que está en la casa de un amigo, como si fuese su propia casa, y a este amigo le dice que es un bobo, considerado así por el grupo. También en esta sesión el paciente le dice a T que quiere parar por un tiempo la terapia por problemas financieros de sus padres, que T sabe de antemano que no existen.

Por eso, lo que T quería investigar era qué estaba dificultando la transferencia para que el paciente tuviera acceso al proceso terapéutico.

En cierto momento, tomando las asociaciones libres del paciente sobre el sueño, le dice a T que muchas veces también se siente medio bobo en el grupo. T le pide entonces que recree una situación en que sienta así.

c) Descripción de la vivencia del paciente:

P: Aquí estoy, yo y Mauricio y otros amigos. Ellos hablan de manera machista de las chicas con las que tienen relaciones, y yo no estoy de acuerdo.

T: ¿En qué momento te sientes bobo?

P: No es fácil de explicar, no es bobo. Usted debería conocer a Mauricio para entender.

T: Entonces se Mauricio.

P: ¿Cómo?

T: Como en un juego teatral. ¿Quieres ver? Levántate. Camina un poco por la sala y ve componiendo y presentándome al Mauricio que eres ahora (T es enfática y directa).

P: (Camina por la sala, sin gracia).

T: Mauricio, ¿cuántos años tiene?

P: (Como Mauricio) 23.

T: ¿Eres del grupo? Fumas, hueles... (T habla jugando).

P: (Como Mauricio) No es así, pero de vez en cuando... ¿Usted sabe?

T: Sí, sé... (Risas). Dime una cosa, Mauricio.¿Qué le pasa a Marcelo que a veces se siente medio bobo aquí?

P: (Como Mauricio) Él es medio testarudo. Cuando le llevan la contraria, responde con calma pero en realidad está furioso.

T: ¿Y entonces tú crees que él se siente bobo?

P: (Como Mauricio) Puede ser, en el fondo, porque él no lo demuestra. Él se pone bravo.

T: Sí, yo sé. Yo ya lo vi aquí, en la terapia, aguantándose la rabia. Quiere que no se note, pero yo no sabía que bien adentro, él se siente bobo y humillado. Puede ser que esto le haya traído dificultades aquí conmigo, también.

T: Le pide a Marcelo que sea él mismo, fuera de la escena, y que comente.

P: Puede ser, pero no me parece que me sienta un bobo aquí. Porque usted es psicóloga y tengo que decir todo aquí.

T: Por eso mismo, la psicóloga lo sabe todo, parece que siempre tiene la razón y no tú, que eres el paciente, que estás enfermo y que entonces quedas como un bobo. Tú vas a tener muchas veces razón aquí, Marcelo... y yo no lo sé todo. Tenías razón allá en el grupo cuando no estabas de acuerdo con «los machistas», pero me parece que tu dificultad más grande es la de poder sostener tu opinión y tus emociones, sobre todo cuando tienes rabia.

P: Puede ser.

T: Vamos a volver al grupo, vamos a reproducir el pedazo en que te pones bravo con tus amigos. (La sesión continúa a partir de ahí).

Comentarios

1) Llama la atención cómo el propio paciente está pidiendo la técnica cuando dice: "...Usted debería conocer a Mauricio para saber..."

2) También me parece apropiada la analogía de bobo en el sueño, en el grupo y en la terapia. Este paciente continuó el proceso terapéutico y pudo estar más cómodo en las sesiones siguientes.

3) La terapeuta, hasta ese momento muy desganada para trabajar dramáticamente con este paciente debido a la fuerte resistencia que encontraba, se sintió más segura de poder hacerlo a partir de esta sesión.

Soliloquio

Ficha técnica

Esta es una técnica muy fácil de ser usada. Consiste en pedirle al paciente que "piense en voz alta", como si fuese posible que hubiese un altoparlante en su cabeza.

Es apropiada cuando el paciente se presenta inquieto o da muestras de estar actuando conductas socialmente esperadas y, por lo tanto, de cierto modo estereotipadas.

Lo que se expresa en el soliloquio frecuentemente agrega datos valiosos para el terapeuta. Con ellos podrá orientar el trabajo y proseguir la dramatización incorporando sentimientos que todavía no fueron manifestados, y otras escenas que paralelamente habitan los pensamientos del paciente.

Ejemplo

a) Datos personales del paciente: A, 25 años, sexo masculino, desde hace cuatro años en terapia.

b) ¿Por qué T propuso la técnica? A le cuenta a T al comienzo de la sesión que su madre, con la que tiene serios problemas, está en el hospital y que él no va a verla, a pesar de saber que debería ir.

T le propone hacer en el consultorio una visita teatralizada, como si fuese en el hospital. Así podrá experimentar cómo sería este encuentro que tanto miedo le da.

P duda en aceptar dramatizar, alegando que posiblemente va a llorar, y no quiere. Finalmente, decide hacer el trabajo propuesto.

c) Descripción de la vivencia de P: después de componer la escena, ya al lado de la cama en que está su madre,

P se queda mudo y paralizado, sin movimientos.

T: Piensa en voz alta.

A: Quiero decirle que la quiero, que quiero que se mejore, pero si abro la boca sé que voy a mandarla a «la puta que la parió», como hago siempre. La voy a acusar por ser falsa, indolente e histérica. Ahora no puedo hacer eso.

T: Hay dos cosas que no puedes hacer. Una es decirle que la quieres y otra es decirle que no la quieres. Porque se trata de una sola persona que tiene partes que amas, y partes que odias. Vamos a hacer una cosa, vamos a producir aquí dos madres: una que amas y otra que odias, para que puedas decirle lo que quieres desde hace tiempo.

Comentarios

En el caso citado, el soliloquio permitió a T escapar de la inmovilidad del paciente y tener ideas acerca de cómo continuar la sesión.

Maximización

Ficha técnica

Aquí se desea pedir al paciente que aumente o exagere un gesto, una expresión verbal, una posición corporal, en fin, cualquier dato que desentone del resto de su discurso o de su explicación, cuando ésta nos parece muy estereotipada, formal o estéril.

Ejemplo

a) Datos personales: M, sexo femenino, desde hace dos meses en terapia, 17 años, presenta un cuadro de fobia nocturna.

b) ¿Por qué T propuso la técnica?: M presenta frecuentemente un movimiento estereotipado que consiste en enroscar con sus dedos un mechón de cabello, lo lleva para la nariz y después a la boca. Es un movimiento muy rápido pero insistente. En la sesión que nos ocupa, este movimiento se repite y T decide investigarlo.

c) Descripción de la vivencia de P:

T: M, presta atención a lo que haces con el pelo.

P: (Para el movimiento bruscamente) Está bien. No lo hago más. (Dice, como si T la hubiese reprobado)

T: No. ¡No pares! Al contrario, hazlo más rápido. Vamos a ver.

P: (Comienza el movimiento con aire de misterio, lo hace varias veces y pregunta a T): ¿Y ahora?

T: ¿Qué te recuerda?

P: Nada. No sé.

T: Hazlo de nuevo. ¡No pares!

P: (Hace el movimiento y se queda en durante unos cinco minutos y después dice): El cabello va para la nariz y después para la boca. Me gustaba oler un trapito cuando era chica. Alguien me lo quitó.

T: ¿Y cuándo era que lo olías?

P: Para dormir, creo que tenía miedo.

T: ¿Cuántos años tenías?

P: No sé, yo era muy chiquita... pero no sé... debía tener unos 6 años. No, ¡me parece que menos de 4!

A partir de este punto, la sesión continuó verbalmente. M dice que tenía miedo de la Luna, pero no se acuerda por qué. Cerca de ocho meses después, T llama a la empleada que trabaja con la madre de M desde hace más de 30 años y en la entrevista ésta le informa a T que le contaba historias de su tierra a M cuando era chica, y que ella misma tenía mucho miedo del hombre lobo en noches de luna llena.

Aún así, M continúa con el movimiento del cabello hasta hoy. (Un año y medio). En algunos casos, cuando percibe el movimiento, se pregunta: ¿De qué estaré con miedo hoy? Casi siempre consigue encontrar la respuesta dentro de sí misma.

Concretización

Esta técnica consiste en la materialización de objetos inanimados, emociones y conflictos, partes corporales, enfermedades orgánicas, mediante la construcción de imágenes, movimientos y conversaciones dramáticas. El terapeuta le pide al paciente que le muestre, concretamente, lo que estas cosas le hacen a él, o cómo lo hacen. Se trata de un recurso técnico importante pues, cuando está bien conducido, acelera una catarsis de integración, si no "produce solamente una descarga física sin ningún valor terapéutico".[34]

En el psicodrama bipersonal ofrece una dificultad ya que en el psicodrama tradicional es el yo-auxiliar quien tiene la función de tornar concretas las sensaciones. De este modo, si el paciente se sintiera aprisionado en tal o cual situación, sería el yo-auxiliar quien, cambiando de rol con él, lo iría a ayudar a concretar su aprisionamiento. ¿Cómo hacer esto cuando no se cuenta con un yo-auxiliar y cuando se sabe que no es conveniente, para no estimular transferencias, que el terapeuta juegue directamente el rol con el paciente?

Una solución sería hacerlo con la mediación del contacto físico con algún objeto (almohadón, libro, etc.), sobre el cual, ya sea presionándolo o inmovilizándolo, podríamos alcanzar el efecto deseado.

Ejemplos

— Cuando el paciente se dice presionado o limitado por alguna situación, el terapeuta puede pedirle que encuentre un lugar en la sala donde pueda sentirse de ese modo. En otro caso concreto que pude vivenciar, el paciente se encogió debajo de una mesa y me pidió que tapara las salidas de la mesa con almohadones bien sólidos. Así lo hice y presioné con fuerza los almohadones para impedirle la salida. Al mismo tiempo, yo iba conversando con el paciente y le iba preguntando cómo se sentía, qué le parecía no poder salir, y lo que todo aquello le hacía recordar.

— En otro ejemplo, el paciente se decía maltratado por cierta persona. El terapeuta utilizó una regla y, siguiendo las instrucciones del paciente, lo fue pinchando en diversas partes del cuerpo. Al mismo tiempo le iba preguntando qué recuerdos le traía esto y por qué esa persona hacía esto con él. El paciente fue poniéndose muy disgustado y se acordó de los pellizcos disimulados que la madre le daba en la infancia.

Sintetizando, podemos decir que existen varias formas de utilizar la concretización en el psicodrama bipersonal que pueden ser inventadas. Lo que importa es que la actuación del terapeuta se haga mediante un objeto, y que su atención y lo que dice, estén conectados con el paciente y refiriéndose a lo concretizado (ya sea la persona que persigue o que aprieta) en tercera persona.

2 - Dramatización en escena abierta

Llamo dramatización en escena abierta al manejo técnico por el cual se le pide al paciente que componga, en la sesión, la situación concreta que quiere trabajar. En estos casos, la acción dramática es externa.

Puede ser una situación que está esperando enfrentar o que suponga que va a pasar; o bien, algo que ya ocurrió y que todavía le trae conflictos; o pueden ser escenas de sueños.

Cualquiera que sea, el trabajo de escena abierta consiste en:

a) Construcción de un escenario donde se desarrollará la acción (casa, sala, escuela).

b) Definición del momento en que transcurre la acción (la mañana del viernes, domingo a la noche, etc.).

c) Colocar los personajes que participan de la escena (padre, jefe, amigo, etc.).

d) La interacción de estos personajes es manejada con todas las técnicas del psicodrama clásico (doble, espejo, soliloquio, inversión de roles e interpolación de resistencias).

Es extremadamente importante la colaboración del director en la construcción de la escena. A través de preguntas, formuladas para situarse mejor y para entender lo que el paciente quiere mostrar, él va al mismo tiempo auxiliándolo para que haga un buen caldeamiento y para conseguir caldearse a sí mismo. Como dije antes, al referirme al caldeamiento para escenas abiertas, es importante auxiliar al paciente para que se detenga en un cierto número de detalles. Algunos pueden parecer superfluos a primera vista, pero lo colocarán paulatinamente en contacto con recuerdos y emociones asociadas a ellos.

Bustos suele darle atención a algún objeto poco relevante que haya en la construcción; por ejemplo, un florerito o cualquier otra "cosa" que esté encima del estante. Es una manera interesante de conseguir un nivel excelente de dramatización, evitando catarsis prematuras poco elaboradas. Otras veces, por el contrario, el hecho de insistir en algún detalle superfluo ayuda al protagonista a concentrar más su atención y vivenciar de forma más concreta la escena.

Ejemplo

a) Datos personales: S, 24 años, hace cuatro años en terapia. Paciente con dificultad acentuada de contacto social. Quiere comenzar un nuevo empleo. Viene muy ansioso, diciendo que quiere dejar su empleo, pues tiene que entrar en contacto con las personas y es eso lo que no quiere. Dice que no tiene dificultad de estar con las personas, es como si algo anduviera mal en él y esto lo llevara a no querer, a no esforzarse.

T le pide que le dé un ejemplo, y compone una situación en que esto ocurrió en la última semana.

b) ¿Por qué T usó esta técnica?: Me pareció una buena manera de averiguar lo que el paciente estaba trayendo, su verbalización era confusa y entrar en la escena era una forma de clarificarla.

c) Descripción de la vivencia del paciente:

P: El otro día yo tenía que bajar hasta el sector de personal. Era una cosa simple, sólo ir allá y preguntarle al encargado cuántos funcionarios trabajaban allí. Yo me quedé dando vueltas, dando vueltas, no quería ir. Parecía que quería dar vueltas.

T: ¿Dónde estabas mientras dabas vueltas?

P: En mi escritorio. Es una sala rectangular y tiene tres mesas. (Coloca almohadones en el lugar de las mesas).

T: ¿Hay alguien más en esas mesas?

P: No, sólo yo.

T: ¿Y dónde quedan las puertas y las ventanas?

P: Aquí hay una falsa ventana que da para el

corredor...y aquí hay una puerta.

T: Siéntate en tu mesa. ¿Qué hay encima de ella?

P: Muchos papeles que tengo que arreglar, pero no los arreglo. Doy vueltas también.

T: Comienza a dar vueltas y piensa en voz alta.

P: Necesito conversar con el encargado... puedo ir más tarde. Es mejor que vaya ahora porque, si no, no voy yo me conozco... pero no estoy con ganas de ir... no quiero, y no voy. No importa..voy a perder el empleo. (Se aprieta la barriga con una de las manos)

T: (Cubriendo la mano del paciente con su mano) ¿Qué es lo que sientes aquí?

P: Como si fuera náusea.

T: Déjate llevar por esta náusea. ¿Qué te recuerda?

P: (Se tarda en asociar, y finalmente dice): No sé si tendrá que ver, pero me hace recordar cuando mi madre quería que comiera verdura, y yo no quería.

T: ¿Cuántos años tenías?

P: Ah... yo era bien pequeño, 3, 4 o 5 años... Ella siempre quería que comiésemos verdura.

T: ¿Te acuerdas de una de esas veces?

P: Era siempre en el almuerzo.

T: ¿En dónde almorzaban?

P: En el comedor. Era una sala cuadrada, había una mesa redonda y cuatro sillas. Aquí se sentaba mi papá, aquí mi mamá, yo al lado de ella y mi hermano aquí. (Muestra usando almohadones)

T: ¿Qué más había en el comedor?

P: ¿Cómo qué más?

T: ¿Solamente había una mesa?

P: No; había un armario debajo de la ventana.

T: Está bien; entonces, siéntate en tu lugar y haz un soliloquio.

P: ¡Hoy no voy a comer verdura! Ya viene ella otra vez...

T: (Dirigiéndose a S niño) ¿Cuántos años tienes en esta escena?

P: Cuatro o cinco años.

T: (Dirigiéndose a S niño) ¿Estás almorzando o cenando?

P: Almorzando.

T: (Dirigiéndose a S niño) ¿Tienes hambre?

P: Me estoy muriendo de hambre. Ya llegué del jardín de infanciacon hambre.

T: ¿Y aquí hay algo que te gustaría comer?

P: Sí, hay croquetas, papas... pero verdura no.

T: (Dirigiéndose a S adulto) Está bien, S, cambia de lugar y se un poco tu mamá.

P: (Como madre) ¡Este chico me da tanto trabajo! Solamente come porquerías. (Haciendo soliloquio)

T: ¿Qué quisiera usted que él comiera?

DRAMATIZACIÓN

P: (Como madre) Un poco de cada cosa, y sobre todo, verdura. Nunca quiere comer, pero yo insisto. Él es muy testarudo, ¡pero yo le gano!

T: (Dirigiéndose a S, que está en el rol de madre) Muy bien, mamá; continúe insistiendo para ver si él come la verdura.

P: (Como madre, dirigiéndose a S chico, almohadón) No vas a salir de la mesa mientras no comas... no vas a jugar, ni dormir, no vas a hacer nada.

T pide un cambio de roles y dice (en la tercera persona del singular) la última frase de la mamá: "Mira, S, lo que ella te dijo, que no puedes ir a ningún lugar si no comes".

P: (Niño) Entonces no como, y no voy a ningún lugar.

T procede a varios cambios de roles y el diálogo entre madre e hijo continúa repitiéndose. En cierto momento, pone dos almohadones señalando madre e hijo, y saca a S de la escena y le pide que haga un espejo, o sea, que mire de lejos y le diga lo que le parece.

P: Se trata de quien va a ganar. Es un juego entre ella y yo, nadie quiere ceder, nadie quiere ser débil.

T: Eso es, la verdura es fea y tú no la quieres, pero el juego, de alguna forma es lindo, y por eso lo mantienes. ¿Por qué será que lo mantienes?

P: Para ganarle, para no ser vencido ni humillado... Y al final, yo tenía que comer.

T: Vamos a volver a la primera escena, en la que usted daba vueltas para ir al departamento de personal.

S y T recomponen con almohadones el escritorio de S., T coloca un almohadón en el lugar de S y dice: "Mira, S, lo que está pasando aquí en la oficina.

Tiene que ver con aquel viejo juego que manteníascon tu mamá, para ver quién ganaba. Mira como está dando vueltas para hacer una tarea que al final puede ser aburrida pero tiene que ser hecha rápidamente. ¿Qué sería lo que usted se diría a sí mismo en esta escena?"

P: (Dirigiéndose a S, almohadón) Come rápido y anda a jugar, ¡tonto!

T: Sí, eso sería lo que usted le diría al niño que está en la mesa con la madre, ¿no es cierto?

P: Sí, me confundí...

T: ¿Y aquí, en el escritorio?

S: (Dirigiéndose a S, almohadón) Anda rápido antes de que el sector de personal cierre. No sigas alargando las cosas inútilmente. Hay que ir, rápido. ¡No hay ninguna mamá para quejarse!

Comentando la dramatización, el paciente reconoció que en algunos momentos reaccionaba como si fuese su madre, insistiendo de tal modo que acababa reforzando el capricho de su hijo. Percibió también que, en el rol de hijo, aprendió a monopolizar la atención de la mamá con sus caprichos y que actualmente es necesario que deje esa manera neurótica de llamar la atención.

3 - Psicodrama interno

El psicodrama interno es una técnica familiar para los psicodramatistas brasileños. En el psicodrama internacional esta forma de trabajar en la escena interna del paciente no recibe el mismo nombre. Sin embargo podemos ver que lo que llamamos de Psicodrama Interno tiene paralelos en técnicas de hipnoterapia de Milton Erickson e la guestalt

En nuestro medio son exponentes los escritos de José Fonseca Filho, a quien le agradezco mucho haberme prestado el original de un trabajo suyo, donde hace consideraciones sobre este tema. También fue muy valioso el capítulo sobre psicodrama interno contenido en el libro de Victor C. Dias.[35]

Por lo tanto, las consideraciones presentadas en este capítulo son el fruto de la lectura y discusión de los textos mencionados, de la misma forma que de las conversaciones que tuve con los Dres. Fonseca Filho y Bustos y además, claro, de mi vivencia personal como paciente y terapeuta.

¿Qué es el psicodrama interno?

Cuando me refiero al psicodrama interno, entiendo un trabajo de dramatización en el que la acción dramática es simbólica. El paciente piensa, visualiza y vivencia la acción, pero no la ejecuta. Este tipo de trabajo siempre envuelve:

a) Una fase inicial de relajamiento.

b) Una segunda fase, relacionada con alguna señal física, emocional o imaginaria, que conduzca al mundo interno y sus personajes.

c) La interacción de estos personajes, donde son utilizados los recursos del psicodrama clásico, sólo que, en este caso, vivenciando la acción mentalmente.

¿Cuándo surgió y quién creó el psicodrama interno?

Como dijera antes, José Fonseca Filho,[36] afirma que el psicodrama interno es una técnica nacida de la angustia del psicodramatista en su setting de psicodrama individual.

Varios autores parecen asociados a su origen. Fonseca menciona a A. C. M. Godoy, psicodramatista y bioenergeticista brasileño que comenzó a realizar dramatizaciones con los pacientes "imaginando escenas". También se refiere a Bustos, que en pasajes de escenas pedía al paciente que cerrase los ojos y visualizase la escena que fuera a componer después (sic Fonseca). Finalmente, es necesario mencionar a Victor P. C. S. Dias, que denominó ese tipo de psicodrama con el nombre de "psicodrama mental", y parece que él fue quien inició el uso sistemático de este recurso en nuestro medio.

Algunos abordajes terapéuticos parece que tuvieron una marcada influencia en el surgimiento de esta técnica. Ellos son: el psicoanálisis, el psicodrama, la bioenergética y la guestalt-terapia.

Del psicoanálisis, la herencia más clara y explícita que podemos encontrar es el pre-requisito de una postura relajada, que favoreciera un mejor contacto con los estímulos internos y los estados regresivos.

Del psicodrama, la influencia es mayor, ya que se utilizan los recursos clásicos del psicodrama, lo que constituye el psicodrama interno como técnica terapéutica.

En el caso de la bioenergética, la más grande contribución viene de la activación de imágenes internas, favorecidas por los ejercicios bioenergéticos.

Finalmente, la influencia del abordaje guestáltico se observa por la atención enfocada en los estímulos internos, o sea, en la concienciación y la investigación de lo que ocurre internamente.

Indicaciones y contra-indicaciones del psicodrama interno

El psicodrama interno, como técnica, no posee contra-indicaciones, pero su correcta utilización depende de un fuerte vínculo de confianza entre el paciente y el terapeuta ya que el paciente, de cierto modo, se coloca bajo la influencia del terapeuta para continuar creando después con base en sus propias asociaciones internas.

También depende mucho de la confianza que el propio terapeuta tenga en la técnica, ya que irá a tratar con contenidos inicialmente poco estructurados, que con frecuencia hacen que el paciente se ponga ansioso pensando que no conseguirá establecer asociaciones, ni sentir o visualizar nada. Es el voto de confianza y la palabra segura del terapeuta, lo que auxilia en el primer momento.

La forma cómo el paciente formula su queja clínica es la pista para la utilización de esta técnica. Así, cuando nos trae quejas vagas, sensaciones de angustia generalizada y/o sin motivo aparente, configurando un cuadro de conflicto interno poco definido, es posible trabajar con psicodrama interno con buenos resultados.

Lo mismo con pacientes histeriformes, cuya manera de elaborar la percepción del mundo externo y de su causalidad se contrapone con una total falta de percepción del mundo interno. El psicodrama interno puede ser especialmente útil y puede favorecer la introspección y el proceso de individualización.

Posiblemente, la única contra-indicación sea la de trabajar en situaciones en las que los aspectos transferenciales se presenten muy fuertes, siendo solamente el aquí y ahora del vínculo la única perspectiva de trabajo.

Algunos autores, como el caso de Victor C. S. Dias,[37] dan sugerencias más precisas para la utilización de esta técnica. A él le parece apropiada en estos cuatro casos:

a) Súper-caldeamiento del paciente. Paciente que durante el relato o una dramatización más convencional muestra una aceleración de sensaciones y/o imágenes, y/o pensamientos. La construcción de escenas, en esos casos, podría cortar la secuencia de la producción del paciente, al paso que el psicodrama interno facilitaría su exteriorización.

b) Situaciones en las que la escena imaginada es de difícil construcción. El psicodrama interno facilitaría el abordaje de esta escena ya que necesitaría menos adaptaciones para combinar lo simbólico del paciente con lo simbólico propuesto en la escena.

c) Quejas somáticas vagas.

d) Situaciones en las que el paciente tiene miedo y/o vergüenza, y/o cualquier tipo de dificultad física para dramatizar.

José Fonseca,[38] llama la atención también sobre algunas ventajas del psicodrama interno, con relación a la construcción clásica de escenas. Dice que algunos pacientes tienen mayor facilidad para dramatizar internamente que la que tienen para dramatizar de manera clásica, ya que esta última presupone un movimiento del cuerpo, que representa un compromiso con consecuencias.

[...]Es diferente, completamente distinto, agredir físicamente una persona a agredirla en una escena de psicodrama, o agredir sofisticadamente, mediante la imaginación»[...]

Este autor piensa que la acción corporal produce barreras fóbicas imposibles de superar para algunos pacientes.También sobre el cambio de roles, Fonseca muestra ventajas, sobre todo con sicóticos, que parece que se aproximan mejor al psicodrama interno que al psicodrama clásico.

Objetivos

Yo utilizo el psicodrama interno con los mismos objetivos terapéuticos con que son utilizadas las otras técnicas en psicodrama. Con ellas trato de ayudar al paciente a elaborar sus conflictos a través de las imágenes, sensaciones y las asociaciones internas que aparecen. De la misma forma que con el psicodrama clásico, mediante el material obtenido investigo el "locus", la "matriz" y el "status nascendi" de estos conflictos.

Sin embargo, José Fonseca, en el caso del psicodrama interno, prescinde de estos objetivos de elaboración. Así dice:[39]

[...] al comienzo creía que lo más importante era la resolución de un conflicto. Hoy pienso que lo más importante es el libre viaje interno. Creo más en la auto-resolución, o si quieren, en la auto-cura.

[...] El psicodrama interno no se propone solamente la resolución de conflictos circunstanciales sino, talvez, lo más importante sea descubrir y calibrar los canales de expresión, que son esenciales para la comunicación del inconsciente con la conciencia.

Fonseca también menciona la utilización del psicodrama interno como una técnica breve, "flashes de psicodrama interno", que ayudan en los cambios de escenas y/o en una rápida zambullida en la emoción vivida.

Descripción de la técnica

Ficha técnica

a) Se le pide al paciente que se coloque en una posición relajada, preferiblemente esté acostado o recostado en un sillón.

b) Se aplican algunas de las técnicas sugeridas para el caldeamiento en psicodrama interno.

c) Se le pide entonces al paciente que poco a poco vaya dándose cuenta de lo que le pasa: puede ser una sensación corporal, una imagen o una emoción. Lo importante aquí es que el paciente sienta confianza de que logrará producir sin forzar sus pensamientos, sensaciones y/o emociones.

Ejemplo: "Quédese tranquilo. Disfrute del estado en que se encuentra en este momento. Deje que los pensamientos, emociones o sensaciones vengan naturalmente. Tenemos mucho tiempo, ¡no se apure!".

d) En este momento se debe iniciar el trabajo en profundidad, a partir del indicador* que el paciente traiga. Es recomendable que durante la dramatización sean investigadas las tres formas de expresión.

e) Durante la vivencia del paciente y mediante consignas verbales, el terapeuta busca considerar todas las manifestaciones que fueren surgiendo, por más vagas y abstractas que puedan parecer. Para esto utiliza los recursos del psicodrama clásico.

Ejemplo

a) Datos personales: B, sexo femenino, 35 años, soltera, desde hace un año en terapia bipersonal. Es una paciente con fuertes defensas racionales que intentan proteger una fragilidad narcisista igualmente intensa. Desde hace dos años tiene una relación afectiva muy complicada. Su novio es alcohólico y le pega. Ella no logra dejarlo por miedo de quedarse sola.

b) ¿Por qué T propuso la técnica?: La paciente llega a la primera sesión de la semana (tiene normalmente dos) muy angustiada, con ojos llorosos y voz enronquecida. Dice que no sabe por qué está así.

c) Descripción de la vivencia del paciente:

T: Vamos a buscar entender mejor eso que estás trayendo. Sácate los zapatos, desprende el cinturón y acuéstate aquí, en la alfombra felpuda.

P: Hoy no voy a poder hacer nada.

T: No espero que hagas nada. Sólo acuéstate, cierra los ojos y respira profundamente, suelta el aire por la boca e inspira por la nariz. (Estimulándola, T hace unas 3 o 4 inspiraciones y expiraciones profundas) ¡Excelente! Ahora veamos tu cuerpo, colócate lo más cómoda que te sea posible.

---

* Aquí debemos hacer una aclaración teórico-conceptual. Bustos nos habla de tres tipos de indicadores: mentales, (pensamientos, imágenes visuales y todo lo que adquiere forma de símbolo), emocionales (producciones intermediarias entre el cuerpo y la mente que se presentan bajo la forma de angustia o emociones variadas) y el indicador corporal, que corresponde a las sensaciones cenestésicas diversas, tales como áreas de mayor opresión o de rigidez corporal, áreas de confort y bienestar, etc.

P: Se da vuelta de lado.

T: ¡Eso es! ¿Así está bien?

P: (Hace un gesto diciendo que sí)

T: Nuevamente inspira bastante aire, sólo que esta vez imagina que junto con el aire estás inspirando una pequeña sonda que tiene una televisión en la punta. La sonda va a seguir el mismo camino que el aire. (Un rato después, con voz calma y suave): Mira en la televisión cómo es el camino del aire, ¿encuentras alguna cosa? ¿Cómo es? ¿Qué color tiene?...

P: Hay una semilla de aguacate en el medio de la garganta. No deja pasar el aire. Sólo un poquito.

T: ¿Y cómo es esa sensación?

P: (Lloriqueando)¡Un horror! Parece que voy a sofocarme.

T: Si le pudieras decir algo a esta semilla, ¿qué le dirías?

P: ¡Sal de ahí, voy a morir ahogada!

T: Ahora cambia de rol con la semilla. Se él. Vesintiendo tus contornos, ve cómo es su textura, su color, su tamaño. Semilla, ¿Cómo es estar ahí dentro de B?

P: Estoy bien. Ella quiere comerme y me comió.

T: ¿Ella quiso comerte?

P: (En el rol de carozo) ¿Sabe esa hambre de campo de concentración?

T: Es un hambre terrible, fuerte.

P: (En el rol de carozo) Sí, se come cualquier cosa con tal de no sentir el horror del hambre.

T: (Dirigiéndose a P, en el rol de B) Muy bien B, vuelva a ser usted misma y busque sentir lo que dijo la semilla. Para no sentir el horror del hambre, te comes hasta la semilla, que después te va a asfixiar.

P: (En el rol de B) Sí, ya sé, ya sentí tanto horror en mi vida.

T: (Hablándole a B) Busca esos momentos dentro de ti y vamos a ver cuáles fueron los aguacates que te comiste para taparlos.

P: La muerte de mi madre, mi novio actual.

T: ¿Sientes horror por la muerte de tu madre? ¿Qué edad tienes?

P: Nueve años.

T: Eras una niñita. Trata de verte como si fueras ella. Ve tu carita en un espejo, cómo estás peinada, cómo estás vestida, en fin, setú misma a los 9 años.

P: (En el rol de la niña) ¿Y ahora?

T: Así es B, ¿parece que tu mamá va a morirse?

P: (En el rol de la niña) Sí, y mi papá va a casarse con L, que es buena, es linda y va a cuidarme.

T: ¿Esa es tu semilla de aguacate en este momento? Una fantasía con la substitución de la madre por la madrastra.

P: (Dejando de lado el rol de niña) Ella nunca fue mi mamá, ni mi amiga. Ella también me ahogó en la garganta hasta ahora.

T: Eso es. Ahora busca alguna escena con tu novio actual, cualquiera, la primera que se te ocurra.

P: El último domingo, cuando me pegó porque no quería viajar con él.

T: Veamos cómo ocurrió esto. ¿Qué estás sintiendo?

P: (Llorando) Tengo miedo, estoy horrible, estoy encogida.

T: Encógete más, haz que tu cuerpo se encoja lo más que pueda.

P: (Se enrosca y llora)

T: ¿Qué es lo que quisieras tener en este momento?

P: Alguien que me proteja, que lo haga irse para siempre, y alguien que haga que yo no me equivoque más. Porque la semana que viene ya no me voy a acordar que él me pegó y solamente voy a ver las cosas buenas.

T: Parece que los aguacates son todas las mentiras que te cuentas para no ver todas las cosas de la realidad que te frustran o te entristecen.

P: (Confirma con la cabeza, llorando)

T: (Deja pasar un tiempo hasta que el llanto disminuye). Muy bien, B, imagine que eres adulta y que estás en uno de esos momentos en que estás bien, linda, como yo ya te he visto otras veces. Quiero que te aproxime a la niñita de 9 años que fuiste y a la B encogida y golpeada. Imagínate que te ves simultáneamente en tres momentos. Dile una frase a cada una de ellas. Lo que te parezca más importante para que ellas escuchen.

P: (Dirigiéndose a la niña) Nadie va a reemplazar a tu mamá, y todo será diferente ahora. No te equivoques, no te mientas a tí misma.

P: (Continuando, ahora dirigiéndose a la encogida) Dale una patada en las pelotas, dile que es una mierda y escápate. No te mientas diciéndote que todo va a pasar, o que fuiste tú quien lo hizo enojar. ¡Él es un enfermo! Enfermo, y no quiere curarse. Déjalo.

T: ¡No te mientas! Deja de mentirse a tí misma. ¿Es eso?

P: Sí.

T: Muy bien, B, respira hondo, suelta el aire por la boca, percibe cómo sientes el pecho. (B se mueve) Ve lentamente moviendo los pies, el cuerpo, abriendo los ojos y llegando hasta aquí.

Comentarios

En el sharing, la paciente y T procesan las mentiras que B se cuenta y queda claro que la idea de mentir, fantasear, ilusionarse son métodos viejos que B utiliza para no sufrir. Niega los hechos y crea una realidad alternativa que puede funcionar al principio, pero que va alejándola cada vez más de la realidad.

4 - Trabajo con sueños

El trabajo psicodramático con los sueños fue sugerido por Moreno en 1959, en su libro "Psicoterapia de Grupo y Psicodrama".[40] Él dice:

"En lugar de contar el sueño, el paciente lo representa. Representándolo, se acuesta en la cama y lentamente llega al sueño. Cuando está en condiciones de reconstruirlo, se levanta y lo representa, utilizando para esto varios yo-auxiliares que desempeñan los roles de las características y objetos del sueño".

Según Moreno, la técnica psicoanalítica clásica[41] de asociación libre sería insuficiente para trabajar con los sueños, porque la posición en que el paciente se encuentra va influenciando las asociaciones.

Personalmente, yo encaro, no solamente la dramatización de los sueños, sino cualquier otra dramatización, como una asociación libre en acción, muy diferente pues de aquélla en la que el paciente se encuentra acostado o sentado en una sola posición.

Wolf [42] sistematiza mejor las ideas de Moreno sobre el trabajo con sueños y lo llama onirodrama. La técnica consiste en:

a) Retomar los hechos ocurridos en el día anterior al que soñó hasta la hora en que el paciente se fue a dormir.

b) Reconstruir con escena abierta el cuarto en el que el paciente duerme.

c) Dividir el espacio del ambiente en el que ocurre la terapia demarcando una parte como si fuese el cuarto del paciente, y él mismo (representado por un almohadón) durmiendo.

d) Componer las escenas de los contenidos del sueño en escena abierta.

e) Interacción de los personajes. (En este caso son utilizadas las ya conocidas técnicas clásicas)

f) Traer nuevamente al paciente al escenario inicial, o sea, al cuarto de dormir.

También, si fuese preferido otro final, se le puede pedir al paciente que cierre los ojos, respire hondo, vea el final del sueño y entonces abra los ojos, pareciendo que se está despertando.

Con la ausencia de los yo-auxiliares en el psicodrama bi personal, se procede a la dramatización de las diferentes partes del sueño usando los mismos recursos que en otros casos: usando almohadones o sillas para reemplazar personas y objetos. Si es necesario, el terapeuta presta a estos objetos su voz o su fuerza y se refiere a ellos en la tercera persona del singular. Ejemplo: "Vea, su padre le está diciendo esto. ¿Qué le parece? ¿Qué le quiere contestar?"

Me parece muy importante el caldeamiento para este trabajo. Este se realiza con la reconstrucción del día anterior al sueño, o pre-sueño, como lo llama Wolf, que se hace mediante soliloquios y ofrece excelentes pistas sobre la dinámica subyacente al sueño. Aquí quiero aclarar que algunos autores se preocupan, y yo también, por abreviar los pasos iniciales de la técnica seguida por Wolf. Sobre todo en las sesiones individuales que tienen 50 o 60 minutos de duración. Una manera de acortar el tiempo empleado en el caldeamiento, sin perder su calidad y eficacia, es pedirle al paciente que camine por la sala, traiga al presente el día anterior al sueño y vaya diciendo cuáles fueron los momentos más importantes. Esto reemplazaría la reconstrucción del cuarto del paciente y los momentos que anteceden al sueño.

Ejemplo

El sueño ocurrió en la noche del martes para el miércoles. Le pedimos al paciente que camine por el ambiente, describiendo en voz alta todo lo que hizo el martes desde que se levantó a la mañana, y todavía más, que diga todo esto como si hoy fuese aquel martes, usando el verbo en tiempo presente.

Después le pedimos que cierre los ojos, aún cuando esté de pie, y que imagine que está llegando la hora de dormir. Que vea su cuarto, su cama, lo que usa para dormir, que se imagine que ya está en la cama, que cierre los ojos esperando el sueño, que diga lo que piensa.

Luego le pedimos que vea la primera escena del sueño, que abra los ojos y se sienta dentro de ella. Le decimos al paciente que desde ese momento todo lo que ocurre es sueño, es decir que todo lo que ocurre, escenas, hechos, emociones, obedecerá a una lógica diferente de la lógica formal (por lo tanto, todo es posible). A continuación manejamos la sesión como un psicodrama de escena abierta.

Me parece que esta reducción del caldeamiento, tanto como la utilización de flashes de psicodrama interno para entrar en el sueño, no perjudican las asociaciones que se obtienen posteriormente y economiza un tiempo que podremos aprovechar en las dramatizaciones y en los comentarios.

El manejo de la luz en el consultorio, referido por Wolf, también me parece importante para contribuir a una mejor interiorización, que ayuda a marcar el espacio donde el sueño será vivido. Disminuyo la luz del consultorio, un poco antes de pedirle al paciente que cierre los ojos y que proceda al flash del psicodrama interno, y vuelvo a elevarla cuando le pido que abra los ojos y que reproduzca la primera escena del sueño.

En la utilización de este tipo de técnica se utilizan otros recursos importantes que también señala Wolf. Ellos son: procurar que el paciente no cuente el sueño antes del caldeamiento; guardar por lo menos 25 minutos para la ejecución de la técnica completa y siempre volver al cuarto del paciente, a él como si todavía durmiese; y, finalmente él ya en el consultorio. Todos estos cuidados son necesarios porque el sueño utiliza un lenguaje simbólico, lo que requiere un volver a la realidad de forma progresiva y sistemática.

Para terminar, quiero referirme a la extensión psicodramática del sueño, un manejo utilizado por Moreno,[43] que consiste en proponerle al "soñador" que termine su sueño de la forma que le sea más conveniente. Considero que esta técnica es muy interesante y útil y yo la utilizo cuando hay más tiempo disponible.

"Este procedimiento se vuelve una verdadera prueba del sueño, y puede conducir a una catarsis profunda o catarsis del sueño, a una integración de las partes enfermas con las partes saludables de su psiquismo".

Ejemplo

a) Datos personales: G, 59 años, desde hace un año en terapia.

b) ¿Por qué T propuso la técnica?: La paciente inicia la sesión algo excitada, alegre (lo que no es habitual, ya que generalmente está deprimida). Dice que después de la última sesión decidió conversar con su hijo mayor sobre la situación financiera de la empresa. (Es una empresa familiar, el hijo la administra, pero el que manda es el marido. Este marido es un depresivo grave que tiene muchas dificultades para tomar decisiones y por esto la empresa va "de mal en peor".) Cuenta que el hijo cree que ellos, sus padres, deben vender su departamento y volver a Italia, para tener una vejez más confortable. Ella está de acuerdo, pero tiene miedo que el marido, que también está de acuerdo, dé marcha atrás con el plan.

También, antes de contar el sueño dice que sus síntomas de tensión facial en el maxilar han desaparecido y que, finalmente, ella consigue imaginar un futuro.

c) Descripción de la vivencia del paciente: Después que dijo que había soñado, le pregunto si le gustaría que trabajásemos ese sueño. Ella se apresura a aceptar, diciendo que fue un sueño muy raro. Le pido que se ponga de pie, que camine por la sala y que vaya relatando su rutina del día anterior al sueño, como si hoy fuese aquel día.

P: Bueno, es el día siguiente a la conversación con mi hijo. Yo no dormí bien y me desperté pensando cómo sería ir para Italia. De cualquier forma me parece que es lo mejor. Aún cuando viva en una casa más chica y no tenga empleados. Por lo menos podré viajar y hacer algo útil en cada día. Mi marido vino a almorzar, conversamos, pero como siempre, no se entusiasmó mucho. Tiene dudas con relación a dejar los hijos. Bueno, el día pasa y me voy a dormir pensando en esto y sueño.

T: Cierre los ojos y vea la primera escena del sueño.

P: Estoy yendo a un sanatorio para pagar el entierro de una empleada mía.

T: Muy bien, abra los ojos y vamos a reconstruir esta escena. ¿Usted está yendo a pie o en automóvil?

P: Ya estacioné el auto y voy a pie hasta la entrada.

T: ¿Cómo se siente?

P: Me parece que le debo algo a esta muchacha. Tengo que ayudarla en algo.

T: ¿Usted quiere hacer eso?

P: Quiero.

T: Bueno, continúe entonces.

P: Ya llegué y le digo a la enfermera que quiero pagar el entierro de esa muchacha y dejarle algún dinero a sus familiares.

T: ¿Dónde está la muchacha que murió?

P: Allá. (Y coloca un almohadón en el suelo).

T: Cambie el lugar con ella.

P: Bueno.

T: ¿Desde hace cuánto tiempo usted está en el sanatorio?

P: (Desde el rol de la empleada) Hace mucho tiempo.

T: ¿Y cómo fueron las cosas en ese tiempo?

P: (Desde el rol de la empleada) Estuve esperando la muerte todo este tiempo.

T: ¿Y por qué llegó aquí?

P: (Desde el rol de la empleada) Porque yo era muy apática, nada me excitaba y mis familiares me trajeron aquí.

T: ¡Qué cosa! Usted me recuerda mucho mi paciente G, que estuvo deprimida durante muchos años esperando la muerte. La verdad es que ella me dijo esto varias veces.

P: (Desde el rol de la empleada, riendo) Ahora yo ya morí.

T: Sí, ya sé. G vino aquí para pagar su entierro. ¿Qué le parece eso?

P: (Desde el rol de la empleada) Muy bien, muy gentil de su parte.

T: Muy bien, G, deje la empleada muerta ahí y muéstreme cómo sigue el sueño. (T le da un almohadón a G para que muestre la empleada)

P: (Como ella misma) Ahora yo le digo a la enfermera que les quiero dejar algún dinero a los familiares.

T: ¿Dónde está la enfermera?

P: (Como ella misma) En la mesa. (Coloca un almohadón para representar la mesa, y otro para señalar la enfermera)

T: Muy bien, dígale lo que usted pretende.

P: (Como ella misma) Quiero hacerle un cheque a padre y su hermano.

T: (Dirigiéndose a P) Cambie el lugar con la enfermera.

P: (En el rol de enfermera) No haga eso, ellos son locos y delincuentes. El dinero sólo serviría para alimentarles el vicio.

T: ¿Cuál es la locura de ellos?

P: (En el rol de enfermera) Le pegan, gritan, roban, no sirven.

T: Vuelva a su lugar P.

P: (Como ella misma) No les daré el dinero, entonces. En algunos casos, las buenas acciones se transforman en malas.

T: Sí, claro. Algunas veces uno hace algo noble (la paciente usa mucho esta palabra) que, sin embargo, es inútil.

T: (Le pide a la paciente que salga de su rol, pone dos almohadones simulando ella y la enfermera y le pide que mire la escena desde lejos.)

P: (Como ella misma) Me parece que soy yo, siempre queriendo cuidar de los hijos, del marido. Queriendo tener una familia ideal, pero muchas veces infeliz.

T: (Dirigiéndose a P) Y esta casa de la locura, este manicomio, ¿para dónde te lleva?

P: A la casa de mi infancia, mi padre fascista y toda la locura que yo presencié.

PSICODRAMA BIPERSONAL

T: (Dirigiéndose a P) Locura que de alguna manera está muriendo en este sueño, en la medida que usted deja de realizar acciones nobles pero inútiles.

P: (Está de acuerdo)

T: ¿Y el resto del sueño?

P: Ahora le digo a la enfermera que quiero salir de ahí, pero no conozco la salida. Ella me muestra un médico que me indicará la salida.

T: Muy bien, hable con el médico. (Coloca un almohadón al lado del que significa la enfermera.

P: (Como ella misma) ¿Usted me ayudaría a salir? No me gusta estar en el manicomio.

T: (Dirigiéndose a P) ¿Se siente mal estando aquí?

P: Sí, no me gusta. Tengo miedo de no poder salir.

T: ¿Y qué le parece si el médico la ayuda?

P: Sería bueno. Un médico tiene que saber. Quiero decir que él es confiable.

T: Cambie el rol con él.

T: (Dirigiéndose a P en el rol de médico) Usted la va a acompañar hasta la salida.

P: (En el rol de médico) Sí. Ella tiene queseguirme por esta escalera.

T: (Dirigiéndose a P en el rol de médico) ¿Usted le quiere decir algo más a ella?

P: (En el rol de médico) No, ella sólo tiene que seguirme.

T: Muy bien, P, vuelva a ser usted misma. (Vuelve a colocar el almohadón en el lugar del médico)

P: (En su propio rol) Voy siguiendo al médico que sube una escalera inmensa. Siento alguien a mi lado, creo que es mi marido.

T: Vamos a ver. Puede cambiar de lugar con esa persona.

T: (Dirigiéndose a P en el rol de la otra persona) ¿Quién es usted?

P: (En el papel de marido) El marido de G.

T: (Dirigiéndose a P en el rol de marido) ¿Qué está haciendo ahí?

P: (En el rol de marido) Voy atrás de G para que salgamos de aquí.

T: (Dirigiéndose a P en el rol de marido) ¿Cómo es seguir a G?

P: (En el rol de marido) Ella es muy confiable. Sin ella yo estaría perdido.

T: (Dirigiéndose a P en el rol de marido) Confía en ella y ¿qué más?

P: (En el rol de marido) La quiero, me gusta.

T: Muy bien, G. Vuelva a ser usted misma y describa la secuencia.

P: (Como ella misma) Comienzo a subir la escalera, el médico va adelante (arregla el almohadón para mostrar esto). Ahí me distraigo cuidándolo a él (al marido) y me equivoco, en lugar de subir voy bajando la escalera. Y él viene detrás de mí. Hasta que una puerta se golpea y percibo que me he equivocado y que él quedó aprisionado atrás de la puerta.

T: (Dirigiéndose a P) Deje a G aquí, un poco antes de que la puerta se cierre. Sea la puerta.

T: (Dirigiéndose a P en el rol de puerta) ¿Qué está haciendo aquí, puerta?

P: (En el rol de puerta) Voy a avisarle a G que está equivocada.

T: (Dirigiéndose a la puerta) ¿Y por qué aprisionó al marido de ella?

P: (En el rol de puerta) Porque si no ella no presta atención en nada, solamente en él. Ella se distrae y termina haciendo mal las cosas.

T: Muy bien, G. Dejemos la puerta aquí y ahora trate de ser su marido un poco.

T: (Dirigiéndose a P en el rol de marido) Usted quedó preso. ¿Y ahora?

P: (En el rol de marido) G se las va a arreglar, no se preocupe.

T: (Dirigiéndose a P en el rol de marido) Usted confía mucho en ella, ¿no es cierto?

P: (En el rol de marido) Sí, ella es muy correcta.

T: (Dirigiéndose a P en el rol de marido) Pero algunas veces ella se distrae cuidándolo a usted y no escucha sus intuiciones, las cosas que deben ser hechas, y entonces se equivoca.

P: (En el rol de marido) Ella tiene que aprender a no preocuparse tanto por mí, sobre todo cuando tengo miedo y discuto.

T: (Dirigiéndose a P en el rol de marido) Sí, estoy de acuerdo. Muy bien, G; ahora vuelva a ser usted misma.

T: (Dirigiéndose a P como ella misma) Y ahora, ¿qué va a hacer? Su marido está aprisionado y usted puede perderse del médico que va a mostrarle el camino para salir del manicomio.

P: (Como ella misma) Tengo que agarrar a mi marido y gritar para que nos muestren el camino.

T: (Dirigiéndose a P en su propio rol) Sí, haga eso rápido.

P: (Yendo hasta el almohadón-puerta, atrás del que está el marido aprisionado) Abro la puerta y le digo que nos vayamos.

T: (Dirigiéndose a P en su propio rol) ¿Pero así, tan lento? ¡Hay que decirle esto más rápido! ¿Y el grito?

P: (Como ella misma, dirigiéndose a T) No puedo gritar.

T: (Dirigiéndose a P) No es noble, ¿no es cierto, G? Pero puede ser útil. ¡Haga el intento!

P: (Grita con toda su fuerza, se queda sin aire, porque le resulta muy difícil gritar, soltar la voz) Rápido, Giácomo... ¡Ven, ven!...

T: Muy bien, muy bien. Respire hondo, G, otra vez. ¡Muy bien! Ahora vamos a hacer solamente un cambio más. Sea su marido en el momento en que G grita.

T: (Dirigiéndose a P en el rol de marido) ¿Qué piensa de todo esto, Giácomo? Ella está gritando, quedándose sin aire... ¡Parece medio loca! (T pregunta con aire de desprecio)

P: (En el rol de marido) Ella tiene que hacer esto, si no los dos nos perderíamos.

T: (Dirigiéndose a P en el rol de marido) Usted no la condena por haber sido agresiva, tan poco noble.

P: (En el rol de marido) ¡No! (Ríe)

T: (Dirigiéndose a P en el rol de marido) Muy bien, vuelva a su lugar, G, y respire hondo... ¿Y ahora? ¿Cómo va a terminar esto?

P: (Como ella misma) El sueño no termina, pero creo que nosotros salimos de ahí.

T: (Dirigiéndose a P en su propio rol) Sí, me parece que si usted utiliza su inteligencia, su sensibilidad y su agresividad bien canalizadas, sin preocuparse tanto por ser educada, tiene muchas posibilidades de que su vida y la de su marido sean muy felices.

5 - Trabajo con imágenes o esculturas

Hay poca literatura sobre la técnica de imágenes o esculturas. Dentro del psicodrama propiamente dicho, sólo encontré un material escrito por Rojas Bermúdez y un artículo de Fonseca Filho.[44] Este último autor define la imagen simbólica como: ...»una imagen construida por el paciente para exteriorizar una situación (sentimiento) interno». Utiliza un juego de acrílico - Atmax - que permite al paciente la construcción de diferentes estructuras.

Rojas Bermúdez,[45] buscando localizar el rol de la imagen en el proceso de aprendizaje, llega a la conclusión que ella es el resultado de varios registros mnémicos, pre-verbales y verbales, además de todas las experiencias emocionales del individuo. Sobre la utilización de la técnica,[46] en sí, la

DRAMATIZACIÓN

opinión es que este recurso es especialmente útil cuando se quiere objetivar una visión estructural de los hechos, más intelectual que emocional, lo que de cierta forma la coloca opuesta a la dramatización.

He observado diferentes terapeutas que manejan de forma bien distinta esta técnica. Cuando es utilizada como una síntesis o como un espejo desde una cierta distancia es más apropiada para insights intelectuales, como dice Rojas Bermúdez. La manera que más me gusta cómo se utiliza es cuando, después de haber construido la escultura, el protagonista cambia de lugar con las diferentes partes que la componen, pudiendo de este modo experimentar la escultura "por dentro". Entonces es posible utilizar todas las técnicas clásicas del psicodrama, como el doble, espejo, cambio de roles, soliloquio, etc. Yo he comprobado gran cantidad de emoción circulando en este tipo de trabajo, al contrario de lo que dice Rojas Bermúdez.

Sin embargo, no es dentro del psicodrama que la técnica de imágenes o escultura ha sido más popularizada, sino dentro de las terapias familiares.

En este sentido, me fue de especial ayuda el artículo de Pablo Población,**[47] "La escultura en la psicoterapia, psicodrama y otras técnicas de acción". Él afirma que el origen del trabajo con imágenes se encuentra en el psicodrama. Pero, específicamente, sería una continuación de las técnicas sin palabras o de las técnicas no-verbales. Lo que se desea es la expresión, ya sea con mímica o a través de alguna construcción simbólica, de los contenidos relacionales y afectivos. La eliminación del factor verbal, favorece una cierta distancia de los aspectos racionales de la personalidad, permitiendo que la espontaneidad se manifieste.

Ya la denominación de la técnica de la escultura y su uso en las terapias familiares nos remite a autores como Kantor, Papp, Silverstein, Andolfi y otros que, sin embargo, no la asocian a la obra de Moreno. Pablo Población[48] se refiere con cierto inconformismo a este hecho:

[...] es interesante resaltar no solamente que esto es así, como también que la mayoría de las técnicas activas en terapia familiar salieron de las fuentes de la obra de Moreno, aún cuando los autores apenas mencionen este origen, no siendo encontrado el nombre del creador del Psicodrama en la bibliografía de ninguno de ellos.

También es interesante percibir que la mayoría de los terapeutas del campo de la familia utiliza apenas parcialmente la técnica de la escultura,

---

·· En 1997 la editora Ágora en S. Pablo-Brasil, edita el libro "A escultura na Psicoterapia — psicodrama e outras técnicas de ação" de Elisa López Barberá y Población.

71

en su forma más estática, sin enriquecerla con recursos psicodramáticos, posiblemente porque los desconozcan.

Población la utiliza básicamente para trabajar las relaciones interpersonales. Incluye esta forma de trabajar en una categoría específica entre las técnicas psicodramáticas que él llama "técnicas que ponen en juego la dinámica del sistema", provocando un cambio gradual o una serie de crisis en su estructura. Define la escultura como la "expresión plástica simbólica de la estructura vincular de un sistema, mediante la instrumentación de los cuerpos de los elementos de este sistema".

Personalmente creo que el trabajo con imágenes o esculturas tiene un alcance más amplio. En primer lugar, pienso que constituye un recurso para hacer concretos los contenidos simbólicos referidos por el paciente y que de esta manera se tornan vivos. Por ejemplo, si el paciente se queja de una sensación desagradable e indefinida, le podemos pedir que cree una imagen de esa sensación.

En segundo lugar, es un magnífico recurso para trabajar los vínculos, ya sean familiares, grupales o intra-psíquicos. Además, es un recurso valioso para buscar una síntesis de los diversos contenidos tratados en determinadas sesiones. Por ejemplo, en una dramatización de escenas abiertas y encadenadas, donde la variedad de tiempos y escenas es capaz de desorientar al director, será muy beneficioso si se le pide al paciente que resuma estos contenidos a través de una sola imagen.

Ficha técnica

a) Las consignas deben referirse a la ejecución de:

1) Escultura real (busca mostrar una situación vincular o emocional real, como es sentida por el protagonista).

2) Escultura deseada (se refiere a la situación vincular o emocional fantaseada por el sujeto).

3) Escultura temida (aquí se ven las angustias y temores que algunas situaciones producen). La consigna puede ser: "Haga la escultura que exprese lo que usted teme que ocurra".

b) Se puede pedir que el protagonista modele la imagen según su opinión y sus sentimientos, o según lo que él piensa que son la opinión y los sentimientos de otras personas, o lo que siente que las personas le hacen a él.

Es muy importante que los parámetros a) y b) sean colocados claramente y que el protagonista lo haya entendido bien, antes que se vayan haciendo otras sugerencias.

DRAMATIZACIÓN

Consignas

a) Independientemente del tema de la escultura (si ella se refiere a una emoción o a un vínculo) e independientemente de su calidad (real, deseada o temida), siempre un trabajo con esta técnica comienza explicándosele al paciente sólo que es una escultura: que es una forma para que él simbolice lo que siente. Podemos ejemplificar, construyendo otra escultura cualquiera.

Es importante que se parta de la idea de que el paciente vaya construyendo su imagen poco a poco, investigando las diversas posibilidades, haciendo y rehaciendo como si fuese realmente un escultor y sin apuro. Puede utilizar los objetos que haya a su alcance o su propio cuerpo para trabajar. En algunos casos, cuando el paciente parece que no entiende las instrucciones, le ofrezco mi cuerpo para que modele la imagen que quiere hacer.

b) Una vez construida la escultura, le podemos sugerir al paciente que tome el lugar de ella, para sentirse como ella y no solamente como su escultor (cambio de roles). En ese rol, y utilizando el soliloquio o la técnica de la entrevista, intentamos investigar los sentimientos presentes. Varias preguntas son importantes: ¿Cómo es su estatua? ¿Cómo se siente? ¿Qué espera conseguir con esa postura o conducta? ¿De hecho, qué logra con ella? ¿Desde cuándo está de esa manera? Etc.

c) A continuación le podemos pedir al paciente que salga del rol de estatua y mire desde lejos lo que él ha hecho, ahora no como escultor sino en su propio rol adulto, y que nos diga lo que siente al respecto (espejo) y cuáles serían las modificaciones que le gustaría hacer. En este caso dejamos un almohadón o silla en el rol de la estatua, y aún podemos colocarnos en el lugar de ésta con la postura que el paciente le dio.

d) Si la escultura está compuesta por partes o se refiere a la interacción de varias personas, el paciente es invitado a experimentar cada parte.

e) Es interesante sugerir que el paciente se mueva entre varias esculturas. O sea que puede hacer una escultura real, después la deseada, puede ir haciéndole modificaciones a la real para que se aproxime a la deseada. Esto nos permite observar y mostrarle al paciente el juego de fuerzas entre su ideal de yo y su yo ideal. *[49, 50]

---

* Yo ideal — Segun Laplanche y Pontalis,[49] es una formación intrapsíquica que ciertos autores, a diferencia del ideal del yo, definen como un ideal narcisístico de omnipotencia, forjado a partir del modelo de narcisismo infantil. Podríamos simplemente decir que se trata de una proyección de los ideales infantiles sobre como el "yo debe ser". Consiste en metas muy irreales, perfeccionistas o megalomaníacas.
Ideal del yo — También de acuerdo con Laplanche y Pontalis,[50] es la expresión utilizada por Freud en el cuadro de su segunda teoría del aparato psíquico: instancia de la personalidad que resulta de la convergencia del narcisismo (ideal del yo) y de las identificaciones con

También es útil sugerirle al paciente cuál es el precio que paga por las modificaciones y si le parece que vale la pena realizarlas.

f) Le puede solicitar un movimiento de la imagen en el tiempo, pidiendo al paciente que muestre cómo era la escultura cuando surgió, lo que pretendía: cómo fue estructurándose y lo que en realidad consiguió. O bien, que muestre cómo va a ser dentro de un tiempo, cuál es la tendencia que muestra.

Ejemplo

a) Datos personales: M.A. es una paciente de 31 años que está en terapia bipersonal desde hace dos años. Su queja principal aparece por vías de su matrimonio. Dice que su ritmo no combina con el ritmo del marido, vive desencontrándose con él porque es muy lerdo, no tiene ambición, no pide aumento y otras cosas. Tiene una historia de vida complicada, donde llama la atención el hecho de haber tenido serias dificultades escolares en su infancia. No conseguía comprender el sentido de las matemáticas. Fue considerada semi-retardada y su madre vivía enojada con ella.

b) ¿Por qué T propuso esta técnica?: Ya trabajé el asunto matrimonio de muchas maneras con M.A. Esta fue un nuevo intento de ayudarla a diferenciar ella de su marido y de su madre de la infancia.

c) Descripción de la vivencia del paciente:

T: Vamos a ponernos un poco de pie, M.A. Nuevamente está hablando de su matrimonio, está incómoda. (Mientras dice esto, T se estira, se despereza y M.A. la imita). Por un momento olvida todo eso, y ve cómo está tu cuerpo.

P: No sé si todavía tengo cuerpo.

T: Sí tienes, sólo que no le das el espacio que necesita. Ve sintiendo tu cuerpo, respira hondo y suelta el aire por la boca. Masajea tus pies con esa pelota de tenis. (T tira una pelota de tenis al piso)

P: (Parece que le gusta el contacto de la pelota con su pie, cambia de pie)

T: Por lo menos ahora estás sintiendo el pie.

P: Sí.

---

los padres, con sus substitutos o con los ideales colectivos. Como instancia diferenciada, el ideal del yo constituye un modelo al cual el sujeto acepta conformarse. Es un modelo más adulto del funcionamiento mental, comparándolo con el yo ideal. En este caso estamos en el dominio de las metas más adultas y realistas, formadas en aquéllo que el yo quiere y puede ser y no en aquéllo que debe ser.

DRAMATIZACIÓN

T: Ahora quédate un poco en esta posición, voy a explicarte. (T le propone la posición de grounding)·· [51]

P: (Después de algún tiempo) Me duele.

T: Por lo menos a través del dolor sientes que tu cuerpo existe. ¿No es cierto?...Muy bien, despacio vuelve a ponerte derecha, dobla todo tu cuerpo para adelante, suelta la cabeza, los hombros, suelta las rodillas y respira hondo. Vuelve a tu posición normal.

P: (Que entró profundamente en este caldeamiento, tiene la cara con más color y parece con menos rabia)

T: M.A., ahora yo quiero que hagas una escultura que me muestre cómo es el matrimonio que te gustaría tener.

P: (Piensa durante unos 5 minutos, le pide algunas aclaraciones más a T y finalmente toma dos almohadones, los coloca uno al lado del otro y dice): Un hombre y una mujer bien juntos. Son de piedra y el brazo derecho de ella está pegado al brazo izquierdo de él.

T: ¿Cómo están pegados?

P: Es una estatua de piedra. Los dos brazos están unidos por el cemento.

T: ¿Y el resto? ¿Ojos, cara, tronco, ropas?

P: Ropas normales, como esta que tengo hoy. Los dos miran hacia adelante.

T: ¿Y qué es lo que ellos ven allá adelante?

P: El futuro, bien lejos.

T: Cambia de lugar con el futuro, M.A. (T coloca un almohadón en el lugar de la pareja)

P: (En el rol del futuro) ¿Qué estoy haciendo aquí?

T: Dime cómo es el futuro de esta pareja que está llegando. (Señala la estatua). Todavía ellos están bien lejos, pero así mismo se ve que sus brazos están pegados.

P: Eso es muy bueno. Quedarán unidos para siempre.

T: Muy bien, M.A., colócate en el lugar de la mujer en esa estatua.

P: Bueno.

·· Pies derechos, paralelos, con una pequeña distancia entre sí; rodillas semi-flexionadas, caderas encajadas y apoyadas en las rodillas, hombros relajados, cabeza bien centrada en el medio de los hombros. Este ejercicio quiere mostrar al paciente que él se soporta sobre sus propios pies, que son suficientemente fuertes. Está firme y bien plantado en la tierra, en el suelo. Grounding es lo opuesto de estar fluctuando, sin contacto con la realidad.

T: ¿Cómo te sientes formando parte de esta estatua? Siente bien, tus ojos... Miran hacia adelante, en dirección de un futuro lejano... Y tú estás pegada a tu marido por el brazo. Mueve el cuerpo, mira cómo el de él se mueve también. ¡Ve experimentando!

P: (Mueve el brazo como si estuviese pesado.)

T: ¿Y cómo te sientes?

P: Bien. Estoy con él y seguimos para el futuro.

T: ¿Era eso lo que tú querías cuando te casaste?

P: Sí. (Exagerando en la respuesta, mueve la cabeza afirmativamente). ¡Eso es!

T: Muy bien. Ahora sal del lugar de M.A (coloca un almohadón en su lugar) y ven para el lugar de tu marido. R, dime cómo es ese lugar para ti. (T utiliza el nombre real del marido), ¿cómo es formar parte de esta escultura?

P: (En el rol del marido), (demora para responder). Está bien, también.

T: ¿Por qué también?

P: (En el rol del marido) Porque yo haría la misma estatua, sólo que no pegaría los brazos.

T: ¿Los brazos pegados le resultan incómodos?

P: (En el rol del marido) Esto es una manía de M.A. Quiere estar siempre agarrada a nosotros.

T: ¿A quiénes?

P: (En el rol del marido) A mí y a los niños.

T: ¿A los niños también?

P: (En el rol del marido) Es principalmente de ellos que quiere agarrarse más.

T: ¿Y cómo se siente usted teniendo que estar pegado a ella?

P: (En el rol del marido) Mal, un poco. En mi casa mis padres no eran así. En la casa de ella (señala a M.A.) todos viven así. Por un lado es bueno y por otro es sofocante.

T: Pero, ¿parece que esa es la única forma en que M.A. se siente amada?

P: (En el rol del marido) Realmente ella es complicada.

T: (Dirigiéndose a M.A. como marido). Muy bien, M.A. Deje los almohadones ahí y venga aquí para poder ver mejor con esta distancia.

P: (En el espejo) ¿Usted quiere que yo diga lo que me parece?

T: Sí, lo que le parece. Lo que le recuerda.

P: (Llora en silencio) Es así que me gustaría ser amada, aunque parezca bobo.

T: No me parece bobo. Creo que mejor hay que pensar si es un buen modelo para una relación de matrimonio o no. Talvez estando con un poco más de distancia, sin controlar todo, sin tener todos pegados, se pueda tener igual el amor de ellos.

P: En mi casa, si alguien estaba un poco frío, era porque había hecho algo mal.

T: Eso era en tu casa. Pero ésta es otra casa, otra familia, otras personas. Puede ser que ellas tengan otro código afectivo.

P: Sí, ellos tienen otro código. R siempre dice eso.

T: Muy bien, M.A. Vamos a deshacer la estatua, nos sentamos y conversamos un poco.

En los comentarios, M.A. y T conversaron sobre ese modelo simbiótico de matrimonio. Queda claro que él reproduce la relación de M.A. con su madre, al punto de ella misma tener serias quejas sobre esta relación.

6
JUEGOS DRAMATICOS

1- Un poco de historia

A pesar de que Moreno[52] reivindicó ser pionero sobre la utilización de recursos lúdicos infantiles, lo que sabemos es que sin duda el psicodrama fue uno de los primeros abordajes en las psicoterapias que rescató y le dio valor a la utilización del juego en el tratamiento de pacientes adultos.

El psicoanálisis ya había hecho esto con relación a las psicoterapias infantiles. Freud,[53] en la historia clínica "pequeño Hans", menciona la interpretación de juegos de niños, pero fue al observar y analizar el juego de carretel de un bebé de 18 meses, que este autor descubrió los mecanismos psicológicos de la actividad lúdica.[54] Melanie Klein desarrolló y profundizó esta idea en toda su obra.

Exactamente porque en los niños el juego es espontáneo, y el desarrollo incipiente de la verbalización no favorece que se recojan informaciones por este camino, la utilización de actividades lúdicas en la infancia siempre pareció pertinente y apropiada.

Pero con relación a los adultos, el juego no ha tenido status de cosa seria, y su ámbito quedó restringido al aspecto recreativo. Sólo en estos últimos tiempos se ha hecho extensivo a la pedagogía y la sicología.

Con relación a las psicoterapias con adultos, la utilización del juego como recurso técnico tuvo como argumento decisivo la importancia que Moreno le dio al factor espontaneidad.

Moreno[55] consideró la espontaneidad y la creatividad como fenómenos primarios y positivos para el desarrollo individual. No las consideró fenómenos secundarios que tendrían su origen en la libido o en cualquier otro impulso animal.

Estimular esa espontaneidad, liberarla de las amarras culturales que quieren sujetarla, buscar un hombre libre y creativo, fueron siempre los objetivos primordiales de Moreno. Es con él que el juego entra en el escenario de las psicoterapias para adultos, deponiendo el lenguaje verbal y la lógica aristotélica como las únicas formas reconocidas para acceder al inconsciente.

2 - ¿Qué es el juego?

Desde el punto de vista común y popular, jugar significa realizar una actividad con reglas. Todo juego supone un comienzo, medio y fin. Implica, de alguna manera, desafío, competición con alguien (aunque este alguien sea el propio sujeto, como en el caso del solitario).

Otra característica del juego es el hecho de que se desprende naturalmente de las reglas habituales que nos vinculan a la realidad. Tiempo, espacio y lógica formal son las características que el juego puede cambiar. El "como si fuese", será evaluado por estas reglas y se transforma en realidad vivenciada, que nos permite una libre incursión en la fantasía.

Lo que importa es que las reglas del juego sean obedecidas, sean las que sean, para poder llegar a la meta creativa que esta actividad se propone.

Para el psicoanálisis el juego no tiene una connotación exclusivamente recreativa. Permite la repetición de situaciones traumáticas con la intención de elaborarlas. Al repetir activamente lo que se sufrió pasivamente, el niño va consiguiendo adaptarse a la realidad. Por todo esto es que considera que la inhibición para jugar es un signo de neurosis.

3 - ¿Qué es juego dramático?

Estoy de acuerdo con Gisela Pires Castanho,[56] cuando afirma que el juego dramático es aquél que tiene dramatismo. Para el teatro, la escena dramática es la que muestra algún conflicto, sin conflicto no hay dramatismo y la escena se vuelve vacía. Pienso que el objetivo del juego dramático es el de permitir una aproximación terapéutica con relación al conflicto. Y esto se cumple mediante el juego.

Esta aproximación, cuando es hecha de esta forma, es bastante sutil, permitiendo que el clima de tensión que es habitual en los dramas sea substituido por una sensación de relajamiento y humor, que despista las defensas intra psíquicas.

Por eso, la finalidad del juego dramático es la de relajar el campo terapéutico para que pueda haber una aproximación sutil con relación al material conflictivo. Se propone el abandono de la lógica formal y la posibilidad de adentrar en la lógica de la fantasía, pudiendo de este modo rescatar, con frecuencia, contenidos inconscientes que difícilmente serían percibidos.

Como todo juego, el juego dramático tiene sus reglas, que aparecen como dramatizaciones con estructuras más o menos definidas "a priori" por el terapeuta, dentro de las que el paciente actuará, rellenándolas con sus contenidos.

4 - Classificación de los juegos dramáticos

Si pretendemos clasificar la forma de jugar, podremos observar que existen juegos dramáticos donde la acción es externa, (como si fuese una dramatización con escena abierta) o interna, (como ocurre en el psicodrama interno).

Si lo quisiéramos hacer desde el punto de vista del contenido, los juegos dramáticos podrían clasificarse de acuerdo al grado de aproximación del conflicto y su consecuente elaboración. De esta manera los podemos agrupar en juegos dramáticos exploratorios y juegos dramáticos de elaboración.

Los juegos exploratorios favorecen que se haga un tipo de dibujo de las diferentes partes del drama personal del paciente, y pueden ser utilizados también como un caldeamiento inespecífico o liberador de la espontaneidad para una dramatización posterior. Algunos juegos de este tipo serían en verdad role playing o un caldeamiento donde se le propone al paciente que vivencie partes suyas que tienen conflictos o están escindidas. En ese sentido, son bien próximas de lo que los guestalt terapeutas llaman experimento.

Según Joseph Zinker,[57] el experimento es la piedra fundamental del aprendizaje por la experiencia. Lo que se le propone al paciente es la posibilidad de transformar el hablar de algo, experimentando ser ese algo del que se habla o que se desea transformar.

El objetivo de este trabajo es permitir que el paciente aprenda algo nuevo sobre sí mismo, o sea que pueda sentir que es su propio terapeuta. En estos casos, el consultorio se transforma en un laboratorio vivo, en el que la persona se explora a sí misma en un plano realista, sin miedo de ser criticada o rechazada.

Por otro lado, los juegos de elaboración dan oportunidad para una zambullida vivencial en el núcleo del drama intra psíquico, lo que permite su elaboración.

5 - Juegos explorativos

Describiremos, a continuación, algunos juegos de este ti po.

Atomo social

Para Moreno,[58] el "átomo social es el núcleo formado por todos los individuos con los que una persona está relacionada emocionalmente y que al mismo tiem po están relacionados con ella. Es el núcleo mínimo de un patrón interpersonal acentuado emocionalmente en el universo social. El átomo social va tan lejos como la propia tele llega hasta otras personas. Es por eso que también se le da el nombre de alcance-tele de un individuo. Tiene una im portante función operacional en la formación de una sociedad".

Desde una perspectiva técnica, podemos decir que la investigación dramática del átomo social se propone explorar el contexto sociométrico al que el paciente se está refiriendo. Puede ser una familia, su trabajo y las personas que partici pan de él o aún la escuela que frecuenta, etc.

Es un buen recurso en el comienzo de una terapia, que puede ser un valioso auxiliar en la anamnesia tradicional y también como un ti po de ensayo para futuras dramatizaciones (evaluación de la capacidad psico-dramática del paciente).

Ficha técnica

a) Después de un breve caldeamiento inespecífico, preferentemente en movimiento, como caminar, estirarse, etc., se coloca un almohadón, silla o banco en el centro del ambiente en que se trabaja, que representa el propio paciente.

b) Se le pide que coloque los otros miembros de su familia (trabajo o escuela), localizándolos espacialmente, de acuerdo con la distancia afectiva que siente con relación a ellos. Algunas personas prefieren no dar la consigna sobre la distancia, para que el paciente active espontáneamente.

c) Se le pide al paciente que entre en su rol y se dé cuenta de cómo se siente en el centro de todas esas relaciones. Se le puede sugerir también que cree un personaje a partir de esas sensaciones y que interactúe con él.

d) Después, se le pide al paciente que cambie el rol y que asuma ser cada una de las personas en cuestión. Es bueno que se haga un pequeño caldeamiento para auxiliar al paciente para incorporar los diferentes roles.

JUEGO DRAMÁTICO

En este sentido, el terapeuta puede, mediante la técnica de la entrevista, ir haciendo preguntas como éstas: "¿Cuál es su nombre? ¿Cuántos años tiene? ¿Cómo es usted físicamente?"

e) Se les pide a cada uno de los personajes que describan (desde el rol de las otras personas) cómo es el paciente, que hablen libremente sobre él, sobre sus quejas y que digan qué les parece que el paciente esté haciendo terapia.

f) Se le pide al paciente que vuelva a su rol y que les diga lo que le gustaría si pudiese hacerlo.

g) En el caso de que el protagonista haya colocado muchas personas, se le pide que elija los más importantes.

Son muchas las preguntas que se le pueden hacer a los personajes y eso dependerá de los aspectos que el terapeuta desee investigar. Es importante que no sólo sea observado el material verbal obtenido, sino también la actitud corporal del paciente, las distancias que fueron marcadas por éste y las sutilezas de las personalidades de los diferentes personajes que él va revelando.

Ejemplo

A continuación transcribo un fragmento de una sesión en la que fue utilizado este recurso:

a) Datos personales: G, 34 años, sexo femenino, segunda entrevista.

b) ¿Por qué T propone el juego?: La primera entrevista de esta paciente fue muy formal. Parecía que se estaba esforzando para mostrar que era muy segura de sí misma y autosuficiente. Por otro lado, se veía que había mucha tristeza y fragilidad en ella. Propuse el juego para investigar su historia personal de una manera que no fuera verbal para ver si encontraba más datos sobre esta disonancia.

c) Descripción de la vivencia del paciente: G llegó para esta entrevista con una apariencia de estar bien dispuesta, muy diferente de cómo estaba en la primera.

T: Yo quisiera que continuásemos viendo su historia de vida. Sólo que de otra forma.

P: ¿De qué otra forma?

T: En la entrevista anterior hablamos. Ahora quiero agregar un poco de acción. ¿Está bien?

P: (Está de acuerdo)

T: Vamos a pararnos, (T se levanta), estírate un poco, siente en qué lugares tu cuerpo está tenso. Uno lleva el cuerpo consigo desde la mañana cuando se levanta. Es como si nos pusiéramos una ropa y no nos acordáramos más de ella. Vamos a acordarnos ahora que tenemos esa ropa.

83

PSICODRAMA BIPERSONAL

P: (Se pone de pie, se despereza un poco, inicialmente imita los movimientos de T hasta que va creando sus propios movimientos para relajar las partes más tensas de su cuerpo).

T: (Coloca un almohadón en el medio de la sala): Este almohadón te representa a ti. Ahora quiero que vayas colocando esos otros almohadones como si fuesen las otras personas importantes de tu vida, a la distancia que te parezca que ellas están de ti.

P: ¿A la distancia que yo siento que ellas están?

T: Sí.

P: Mi hermano (almohadón cerca de 2 pasos del central); mi padre (cerca de 6 pasos de distancia); mi cuñada que está cerca (coloca el almohadón al lado del de ella); y mi novio(también al lado).

T: Muy bien. Elige una de estas personas y cambia de lugar con ella.

P: Mi hermano (dice rápido). ¿Usted quiere que yo sea él?

T: Sí. Yo voy a ayudarte. Cierra los ojos, respira hondo, busca la imagen de tu hermano.Visualízalo. Va lentamente imitando laposición corporal que él tiene en tu imagenmental. Cuando te parezca que lograste la misma posición, abre los ojos y vamos a conversar.

P: (En el rol del hermano), (se coloca en una posición más estirada). Sí, está bien.

T: ¿Usted es el hermano de G?

P: Sí.

T: ¿Qué edad tiene?

P: (En el rol del hermano) Soy 10 años mayor que ella. Tengo 44 años.

T: ¿Cómo es fisicamente?

P: (En el rol del hermano) Soy fuerte, alto (muestra con la mano), tengo un poco de barriga, pero no mucha. Me conservo bien.

T: Sí, usted está bien físicamente. ¿Y las otras cosas? ¿Cómo es usted, qué hace, es feliz?

P: (En el rol del hermano) Soy un empresario exitoso y una persona idealista. Mi empresa es una empresa participativa. Formo parte dealgunas organizaciones comunitarias que ayudan a las personas sin recursos, estoy realmente comprometido con lo que hago.

T: Es muy bueno conversar con alguien que cree en lo que hace. Dígame una cosa, ¿para usted, es bueno conversar con una psicóloga?

P: (En el rol del hermano) Hice terapia de pareja hace un tiempo. Fue bueno, pero yo creo en la fuerza de las propias personas para cambiar su vida.

T: ¿Y la sicología?

P: (En el rol del hermano) Puede fácilmente ser usada como muleta, depende de cada persona, claro, pero no siempre es bien usada.

T: Está bien. ¿Y qué le parece que su hermana haga terapia? ¿Y cuáles cree usted que son los problemas de ella?

P: (En el rol del hermano) Mi hermana me parece inmadura, muy insegura, no es realista. Necesita definir una meta en su vida y parar de hacer tonterías y de andar con personas que no le van a traer nada bueno.

T: ¿Ella hace tonterías?

P: (En el rol del hermano) No es así. Ella es responsable, pero no acierta en las relaciones afectivas.

T: ¿Qué es lo que usted siente por ella?

P: (En el rol del hermano) Yo la quiero mucho. Siempre la ayudé y siempre voy a ayudarla.

T: Muchas gracias por haber conversado conmigo. Fue un gusto conocerlo.

T: (Dirigiéndose a G en el rol de ella misma) Vuelve a tu lugar. ¿Tu hermano es así?

P: Sí, igualito.

T: Para que terminemos, dime, ¿qué frase te gustaría que su hermano te dijese un día?

P: (Llorando) Hermana, yo te comprendo. Sólo eso.

T: Sin tantos "tienes que..." ¿No es cierto?

P: (Hace un gesto afirmativo, continúa llorando)

T: ¿Y qué le diría usted a él?

P: Que lo quiero mucho. Estoy orgullosa de él. (Continúa llorando)

Comentarios

Es posible que hubiera sido mejor buscar un iniciador físico. Por ejemplo: Coloque su cuerpo en la posición que su hermano más comúnmente adopta, vaya construyendo a su hermano, siendo él, etc.

Historia psicodramática o historiodrama

Esta es una técnica descrita por Rojas Bermúdez,[59] que se destina a recoger datos sobre la historia de la vida de un paciente de manera psicodramática. Puede ser utilizada antes o después de la entrevista verbal, o aún substituirla.

Ficha técnica

a) Se hace necesario iniciar el trabajo con un caldeamiento inespecífico en movimiento. Esto permitirá que el paciente haga un reconocimiento del espacio físico.

b) En la primera consigna se le explica al paciente lo que se espera de él: que nos cuente su biografía, sin palabras, utilizando su cuerpo.

c) Se le pide que elija algún lugar de la sala que pueda representar el momento de su nacimiento.

d) Entonces el terapeuta designa el lugar opuesto de la sala para significar su muerte.

e) Se le sugiere al paciente que camine lentamente desde uno a otro extremo para visualizar cómo ha sido su vida hasta la actualidad.

El terapeuta tiene que estar atento a todos los movimientos y expresiones del paciente. Rojas Bermúdez sugiere que el espacio en el que se realiza este trabajo tenga algunos ángulos, para que se puedan observar las «vueltas». Él atribuye a esas vueltas una correlación con los momentos importantes de la vida, cuando su rumbo cambia. También son importantes aquellos lugares donde el paciente hace pequeñas paradas, y sobre todo la parada final que representa los días actuales. También se puede suponer cuál es la expectativa de vida del paciente, si se toman en cuenta las distancias. Se debe ir haciendo un gráfico para facilitar el procesamiento posterior.

f) Se le pide que repita el trayecto, siempre en silencio, pero ahora utilizando todo el cuerpo. Tenemos que visualizar su historia. El terapeuta tiene que continuar bien atento para ir registrando todos los datos significativos.

g) Para terminar podemos investigar mediante cortes transversales las escenas que el paciente mostró. También serán utilizados otros recursos psicodramáticos.

Imagen de la familia en átomo socio-familiar

En este juego se desea investigar cuáles son los sentimientos que el paciente tiene por su familia.

Ficha técnica

Se le pide al paciente que construya una imagen de su familia, con almohadones u otros objetos que haya en la sala. Después de construida, esta imagen puede ser investigada de muchas maneras:

— Se le puede pedir al paciente que sea esa imagen y que nos diga cómo se siente, desde cuándo es así, cómo llegó a esa situación.

— Podemos pedirle al paciente que tome el lugar de los diferentes miembros que componen la imagen y que nos diga cómo se siente.

— El paciente, en su propio rol, puede decirnos cómo se siente con relación a los otros miembros, etc.

Historia del nombre

Este juego es bien interesante al comienzo de la terapia, pues su objetivo es la presentación del paciente. Se puede utilizar también en algún momento del proceso terapéutico en el que el paciente se estuviera cuestionando su identidad.

Ficha técnica

Se le pide al paciente que utilice un objeto de uso personal para designar cada uno de sus nombres.

— En seguida se le propone que nos diga cuál es el nombre y por qué eligió ese objeto.

Se pueden usar otras consignas que permitirán explorar el nombre, como por ejemplo:

— ¿Qué haría si pudiese cambiar su nombre, cuál palabra dejaría y cuál sacaría?

—Trate de ser el objeto que usted eligió. ¿Cómo es su vida?

— Converse con su madre o su padre, un momento antes de que ellos decidan cuál será su nombre. Dígales lo que usted querría.

También podemos ayudar al paciente para componer la escena de su bautismo e ir ocupando el lugar de todas las personas presentes e imaginar los deseos secretos para el bautizado.

El otro me presenta

Aún con el objetivo de la auto-presentación, se le puede pedir al paciente que camine por la sala y poco a poco vaya tomando el lugar de su padre (o de su madre o de cualquier otra persona que lo conozca bien. Puede también ser el rol de algún objeto significativo, un juguete, etc.). No podemos olvidar la importancia del caldeamiento específico para la composición de los personajes. Así, cuando ya está en alguno de estos roles, le pedimos que nos presente a nuestro paciente. El terapeuta utiliza la técnica de la entrevista para ir haciendo las preguntas que desea.

Proyección de futuro

Esta técnica se propone explorar la expectativa de futuro inmediato o lejano del paciente, en cualquier contexto de su vida. Es muy interesante porque permite visualizar expectativas, presagios, repeticiones del pasado, o aún entender algunas conductas en el presente. Por ejemplo, en depresiones profundas es posible averiguar las fantasías suicidas y sus consecuencias.

Ficha técnica

Solicitamos que el paciente construya una escena del tema con el cual esté trabajando en ese momento de la terapia; por ejemplo, vida profesional o matrimonio. Le pedimos que en esta escena muestre cómo él imagina que será el futuro a partir de cómo las cosas están en el presente.

— Luego le pedimos que construya la misma escena, en este caso considerando cómo sería el ideal, la manera cómo él desearía que los hechos ocurriesen.

— Solicitamos que el paciente compare a continuación las dos escenas y reflexione sobre lo que necesita hacer para obtener los cambios que desea.

Sacarse la ropa o esquema de roles

Este juego es muy simple y espera investigar los roles que el paciente desempeña en su vida. Inicialmente le pedimos que nos enumere los roles que desempeña en su cotidiano. Ejemplo: madre, hermana, alumna, profesional, etc. Estos roles pueden quedar identificados con almohadones en el piso de la sala. A continuación le pedimos que entre en aquel rol que él juzga ser el principal y que actúe en él como si estuviera en el teatro.

Ejemplo

Si el rol principal fuese el de madre, le pedimos que imagine que se viste con la ropa de madre, que su posición sea la que ella cree que es la de madre y que actúe en este rol, diciéndonos qué clase de madre es. El terapeuta puede auxiliar al paciente con la técnica de la entrevista. Después de explorar bien este rol, le pedimos al paciente que se saque esa ropa con cuidado, y que poco a poco vaya poniéndose otra ropa para ir componiendo otro personaje que irá a representar otro de sus roles. Y así sucesivamente, van repitiéndose las mismas instrucciones, hasta que el paciente vaya completando los diferentes roles que desempeña en la vida.

Fotografía

Esta técnica permite la exploración de escenas pasadas. Podemos trabajar con fotografías que el paciente nos traiga espontáneamente, o le podemos pedir que seleccione algunas fotografías para traerlas a la sesión. Es una técnica especialmente útil con aquellos pacientes que presentan una cierta amnesia con relación a los primeros años de su vida.

Ficha técnica

Se sugiere que el paciente seleccione algunas fotografías que representen momentos importantes de su vida, o en el caso de que queramos investigar alguna época en especial, el pedido se limitará a ella. Como a la infancia, por ejemplo.

Cuando traiga las fotografías, le pedimos que elija alguna, según el criterio que quiera.

Con la foto en la mano, le pedimos al paciente que cierre los ojos y que se imagine estando unos minutos antes de que la sacaran (éste es un flash de psicodrama interno) y que haga un soliloquio.

Entonces pasamos a la construcción de la escena que está en la fotografía. El paciente va colocando todos los personajes presentes en la foto (para ésta son utilizados almohadones u otros objetos de la sala) y enseguida va cambiando de lugar con ellos. Este cambio de roles es rápido porque se busca sobre todo definir las motivaciones presentes. Sin embargo, es necesario un caldeamiento específico para cada rol. Luego le pedimos que ocupe su lugar en esa foto y que haga un soliloquio. El terapeuta puede entrevistar al paciente, o sugerir otros cambios de roles, de acuerdo al material que vaya surgiendo.

También resulta interesante sugerirle al paciente que cambie de rol con el fotógrafo, ya que éste es un personaje alejado de la dinámica que acompaña al paciente, y puede dar una opinión más próxima a la de un observador crítico (en rigor, sería un espejo del paciente). También podemos pedir que el paciente invente otra foto, que exprese mejor lo que él sentía en aquel momento.

Este juego también puede ser realizado con una foto mental, no necesita ser siempre real. Hay casos en que el paciente recuerda determinadas fotos, a raíz de alguna expresión o algún detalle y es bueno investigar en el momento de ese recuerdo.

Ejemplo

a) Datos personales: M, 23 años, sexo masculino, desde hace 7 meses en terapia.

b) ¿Por qué T propuso el juego?: M trajo espontáneamente la foto. Me quería mostrar el grupo que hacía alpinismo, del que no hablaba ya hacía mucho.

De una manera general, podría decirse que M no tenía amigos. A los integrantes del grupo de alpinismo los llamaba sus «seudo-amigos».

c) Descripción de la vivencia del paciente: La fotografía consistía en dos hileras de jóvenes, una atrás de la otra. M ocupaba un lugar en la hilera de atrás. Tenía una sonrisa estereotipada, parecía que estaba riendo forzadamente. Tenía los brazos cruzados.

Un poco adelante de las dos hileras había un muchacho más bajo que sonreía abiertamente y parecía que estaba haciendo alguna monería para el fotógrafo. Era un grupo de jóvenes entre 14 y 18 años, vestidos con abrigos, botas y camisetas en un paisaje bucólico.

Le pedí a M que reconstruyera la foto con los almohadones del consultorio y que ocupase la posición que tenía en ella. Me orienté por la foto para corregir la posición en que M se colocó (no se había dado cuenta ni de la sonrisa, ni de los brazos cruzados). Le pedí que sintiera esa sonrisa, que la maximizara y me contara lo que sentía al hacer esto.

P: Es una sonrisa forzada, para que pensaran que estaba sonriendo.

T: Y si no quisieras dar a entender nada, ¿qué haríascon tu boca, con tu cara?

P: No haría nada. Me quedaría quieto.

T: ¿Y con los brazos? Mira, están cruzados;

Maximiza, haz fuerza para cruzarlos más. ¿Qué sensación te produce?

P: Estoy agarrando mis brazos, porque si no... ellos le darían un golpe a Luis (el muchacho que está adelante, haciendo monerías).

T: Vamos hasta Luis y tú puede darle los golpes que quieras.

P: No sé si yo lo golpearía, tal vez sólo le diría lo que siento por él.

T: ¡Díselo!

P: (Con mucha dificultad) Se me van las ganas, mejor no le digo nada, no vale la pena...

T: Retoma tus ganas, aquí sí vale la pena decir... ¡Haz el intento!

P: Yo le diría que él me prometió quedarse conmigo, y ayudarme si yo tuviera alguna dificultad, pero en realidad él ni me prestó atención, se fue con los otros. Es verdad que él es el responsable, pero ni siquiera hace bien su propio trabajo. Subía las montañas sin cuidado, pisaba las piedras sueltas, todos podríamos habernos lastimado.

T: Muy bien. ¡Ahora díselo a él!

P: (Repite en la primera persona del singular y en tono afirmativo).

T: Cambia de rol con él ahora y responde.

P: ¿Cómo si fuese él?

T: Sí.

P: (En el rol de Luis) Ah... ¡que cada uno se cuide! Yo no tuve tiempo de estar solo contigo, tenía mucho que hacer y tú eres un miedoso. Nadie tenía miedo, solamente tú.

T: Cambia nuevamente el rol y contesta.

P: (En su rol) Pero dijiste que me ibas a ayudar. Mejor era no decir nada y yo no habría venido. Y además fuiste descuidado con el grupo.

T: (Pide nuevo cambio de roles)

P: (En el rol de Luis) Si no quieres venir, no vengas más, tu opinión no me interesa.

T: (Sugiere que M salga de los roles y mire de lejos esta relación, para ver si le recuerda algo. Agrega algunas observaciones suyas). Mira, M, tú pides cuidados especiales pero a él no le interesa, está ocupado y no le importa tu opinión.

P: (Casi enseguida) Esto me recuerda a mi madre y a mí. Ella siempre estaba cuidando a mi abuela y mi tía y no tomaba en cuenta lo que yo le decía sobre que era mejor que saliera, que sedivirtiera, que no necesitaba cargar con todo.

T: ... Y ella también, no tiene tiempo para estar contigo.

P: (Está de acuerdo, hace un gesto de asentimiento con la cabeza)

T: ... Y esto te da rabia y frustración, además de que te siente impotente para cambiar todo.

P: (Nuevamente mueve la cabeza y continúa quieto y emocionado).

T: Sabes, M, es posible que tengas razón cuando concluyes que no sirve decirle la verdad a tu mamá, que ella no cambiaría. Pero no sé si esto vale para el resto del mundo. Tú puedes, por lo menos, intentar decir lo que sientes, y darles una oportunidad a los otros para que sean distintos de tu mamá. Ahora me gustaría que crearas otra foto, sólo que sin disimular, mostrando lo que realmente sentías.

P: (Construye la foto: se coloca sin reír y con los brazos extendidos). Pero yo no tendría valor de decir nada.

T: No importa... por lo menos te hablaste a ti mismo y no te guardaste tu opinión. (T le muestra los brazos cruzados). No disimulaste tu rabia y tu frustración. Puede ser que un día logres hablarle también a los otros.

Comentarios

T podría haber confrontado a M con su propia madre, para que él sintiese lo que esperaba de ella.

Encuentro del yo grande con el pequeño yo*

Este juego desea sensibilizar al paciente con relación a sus necesidades infantiles.

Se trata de recuperar momentos del pasado, enfrentándolos con el presente. La acción es simbólica y configura un psicodrama interno.

Ficha técnica

1) Le pedimos inicialmente al paciente que se acomode en algún lugar agradable de la sala. Procedemos entonces a un caldeamiento específico para psicodrama interno.

A continuación vamos dando una serie de consignas para que entre en contacto con el niño que un día fue.

Ejemplo

— Vea cómo era usted hace 10 años, hace 15 años. ¿Cómo era su cara, su cuerpo, dónde vivía, cómo era su cuarto?...

— Sienta que usted es ahora más y más chico. Vaya recordando hechos, sintiendo lo que usted sentía en aquella época.

---

* Conocí este juego a través de Marcia Karp, psicodramatista americana radicada en Inglaterra, que lo utilizó como caldeamiento en un workshop en San Pablo en 1990.

JUEGO DRAMÁTICO

— Siéntase ahora bien chiquito. ¿Cuál fue su primer juguete, el primero que usted recuerda? ¿Cómo era? Trate de verlo, ¿qué color tenía? ¿Qué sentía cuando lo agarraba?

— Ahora sea usted jugando con ese juguete. ¿Dónde jugaba? ¿Qué sentía? ¿Había otras personas?

— Continúe sintiéndose pequeño, sólo que ahora mírese en un espejo. ¿A quién se parece? ¿Está bien o está mal...? Mire su ropa, su carita, su expresión.

— Ahora imagine que hay una sombra acercándose a usted que todavía es pequeñito Es usted, adulto como es ahora. Usted grande y usted pequeño se encontrarán frente al espejo. Mírense.

— Deje que el pequeño le diga al grande todo lo que quiera. Escuche todo lo que el grande le quiere decir al pequeño.

— ¿Cuál es el más sabio de los dos? ¿Qué le puede enseñar uno al otro?

— Ahora mírese en el espejo y vea que los dos se funden, los dos se convierten en uno.

— Ahora, lentamente, sienta su cuerpo acostado aquí en la sala. Respire hondo, mueva sus miembros, vaya reconociendo dónde está. Cuando le parezca que está preparado abra los ojos y siéntese.

El procesamiento de este juego es, en general, rico e interesante. La vivencia suscita fuertes emociones. Lo importante es que las consignas sean dadas de manera pausada y suave y que el terapeuta pueda sentir el nivel de emoción que fue movilizada.

Técnica de la silla vacía*

Esta técnica puede ser utilizada como un caldeamiento inicial, seguido de un trabajo en escena abierta, o como única técnica en un trabajo psicodramático. Permite que el paciente confronte partes opuestas de conflictos internos, o con personas con las que tiene algo que arreglar. También puede ser utilizada para materializar metáforas o partes de sueños.

Consiste en una especie de desempeño de roles sin acción dramática. El terapeuta coloca una silla vacía frente al paciente y le pide que imagine que en ella está sentada la persona con quien quiere conversar. El juego de roles se da con el cambio de posición del paciente. El paciente juega un rol, después cambia de silla y juega otro.

---

* El origen de esta técnica es disputado igualmente por psicodramatistas y guestalt terapeutas.

El terapeuta puede jugar roles si quiere, o quedar fuera de la acción y presentar las observaciones que vaya haciendo. En realidad ésta es la mejor posición.

Le permite observar y mostrar las transferencias y proyecciones sin envolverse en ellas. Además, utilizando la técnica de la entrevista, el terapeuta puede formular preguntas a los dos participantes en conflicto y con esto enriquece el diálogo.

Eva Leveton[60] cree que es bueno que el terapeuta se siente al lado del paciente, tanto para ofrecerle apoyo con su proximidad, como para ir haciendo un registro de sus posiciones y otros datos no-verbales. En mi experiencia he comprobado también la importancia de sentarse al lado del paciente, especialmente porque esto evita que dirija el diálogo hacia mi, ya que lo debe dirigir a la silla vacía.

Marcia Karp considera que también se puede usar la silla de espaldas al paciente, como si fuese una persona que no quiere nada con él.

También la silla puede significar una época de la vida del paciente. Por ejemplo, le podemos decir al paciente que se siente en ella para significar una época en que se sintió feliz, ya que esa es la silla de la felicidad.

Ejemplo

a) Datos personales: G, 34 años, sexo femenino, comienzo de la terapia.

b) ¿Por qué T propuso el juego?: La paciente trajo un sueño, sólo que se acordó de él en la mitad de la sesión, lo que tornaría difícil un trabajo con escena abierta. Además, era un sueño con sólo dos personajes, ella y un bebé.Por eso me pareció que la técnica de la silla vacía sería útil para investigarlo.

c) Descripción de la vivencia de la paciente: En el sueño la paciente tenía en sus manos una niña-bebé. Lo que llamaba la atención era que esta niña era minúscula, cabía en la palma de la mano. En el sueño la paciente quería darle de mamar, pero no lo lograba, lo que la dejaba muy preocupada.

T: (Trayendo una silla y colocándola frente a G) Vamos a poner el bebé en esta silla. Ve diciéndole lo que estás sintiendo.

P: (Hablándole a la silla vacía) Quiero decirle que tiene que comer.

T: Muy bien, díselo a ella y no a mí. (Se levanta de su silla y se sienta al lado de G)

P: Tienes que comer, para crecer fuerte e independiente.

T: Dile cómo se siente usted cuando ella no come.

JUEGO DRAMÁTICO

P: Mi paciencia se acabó. Ya hice de todo y no quieres comer, eso me pone nerviosa.

T: Muy bien, ahora cambia de lugar y se el bebé.

T: (Dirigiéndose a G en el rol de bebé) Hola bebé, G se puso nerviosa porque no comiste. ¿Qué te parece eso?

P: (En el rol de bebé) Yo no voy a comer. Ella no va a lograr darme de comer.

T: (Dirigiéndose a G en el rol de bebé) ¿Te has peleado con ella?

P: (En el rol de bebé) No. Es que ella no tiene paciencia y yo no voy a comer rápido.

T: (Dirigiéndose a G en el rol de bebé) Dile eso a ella y dile qué es lo que necesitas para poder comer.

P: (En el rol de bebé) Yo como si tú tienes con paciencia, si no prefiero morirme de hambre.

T: (Le sugiere a G que vuelva a su lugar) ¿Qué estás sintiendo ahora, G?

P: (Como ella misma) Es mi bebé. Yo creo que va a dar mucho trabajo y yo no quiero prometerle que voy a tener paciencia. Me parece muy difícil.

T: Entonces, ¿lo dejas morir?

P: No es eso necesariamente. Tal vez me esfuerce un poco.

T: Sí, tú decides. El bebé es tuyo.

P: El bebé soy yo, ¿no es cierto?

T: Todo esto eres tú. El bebé y la mujer que no tiene paciencia. Son tus aspectos más infantiles y tu dificultad para cuidar de ellos. Yo creo que es por eso que me pides ayuda. Para que los cuidemos.

6 - Experimentos

En esta categoría se incluyen algunas técnicas de guelstalt-terapia.[61]

Experimentos supressivos*

Son propuestas que el terapeuta le hace al paciente, deseando auxiliarlo para que no evite las experiencias.

---

* Supressivo es un termo de guestalt-terapia que significa sacar-se afuera.

Según este abordaje, la experiencia que se teme (por ejemplo, sentir tristeza, angustia, etc.) se trata de evitar a través de varios actos inútiles. Hay pacientes que se interpretan y explican todo el tiempo, haciendo el clásico juego de la racionalización. Otros tienen muchos argumentos moralistas, afirmando lo que debe y no debe ser hecho. Y todavía hay otros que se acostumbraron a anticipar futuras vivencias para con eso evitar de entrar en contacto con lo que está ocurriendo en el presente.

En la consigna general el terapeuta le pide al paciente que preste atención a aquello que está experimentando en ese momento. Así:

T, a P:No es necesario que lo explique, sólo sienta. ¿Cómo es esta experiencia aquí y ahora? :El futuro no está aquí. Usted pierde el presente cuando va atrás del futuro. Vuelva para el aquí y ahora. ¿Qué está pasando?

Juego del dominador-dominado

Este juego es muy popular en la terapia guestáltica[62] y produce resultados interesantes.

Se trata de proponerle al paciente que haga un enfrentamiento entre posiciones ambivalentes. Por ejemplo: su agresividad vs. su pasividad; su parte bondadosa y su parte malvada; su parte masculina vs. su parte femenina; la parte superior de su cuerpo vs. la parte inferior, etc. O sea, que este juego puede ser propuesto con relación a cualquier división que se considere significativa dentro de la personalidad.

La tarea consiste en establecer un diálogo entre posiciones opuestas por algún motivo. Bustos* sugiere que el paciente imagine que tiene un títere en cada una de las manos y que éstos deben entablar una conversación. También se puede utilizar para este enfrentamiento la técnica de la silla vacía.

Para que este diálogo sea satisfactorio, el paciente tiene que estar convencido de que existe en él esta ambivalencia. Por eso deberá responsabilizarse por las dos posiciones. Normalmente, una de las posiciones es más reconocida y aceptada por el yo. Generalmente el más pasivo representa el dominado. En esta posición todo ocurre como si el paciente fuese un pobrecito, víctima de las circunstancias. Y la parte más autoritaria, dominadora y moralista no es fácilmente aceptada por el yo por su carácter inquisidor y por eso mismo es proyectada en los otros. A medida que el diálogo va avanzando, se van reconociendo otras características. Por ejemplo: El as-

---

* Haré la descripción de este juego más adelante.

96

pecto pasivamente activo del dominado va quedando más claro y ya no es tan confortable para el Yo estar en sintonía con dicho aspecto.

Es posible pedirle también al paciente que construya una tercera posición (o un tercer títere) que sea la síntesis de las dos anteriores, usando lo mejor de cada una.

Este trabajo también puede evolucionar para una investigación de la matriz de las dos conductas defensivas. Esto será tratado en la descripción de los juegos de elaboración.

Situación inacabada

Esta técnica es una analogía de la tarea perceptiva o cognitiva incompleta propia de la sicología de la guestalt. Siempre que se identifica una situación inconclusa (sentimientos que no se resolvieron, relaciones que no se terminaron, diálogos abortados, etc.), el paciente es llamado para darle un cierre. Perls afirma que los resentimientos constituyen las cuestiones inacabadas con mayor frecuencia.

Podremos trabajar esto de varias maneras: mediante un psicodrama de escena abierta, utilizando la técnica de la silla vacía, o a través de un psicodrama interno. En todos los casos, la consigna del terapeuta propone un encuentro con la persona o con aquello con lo que el paciente tiene algo que terminar.

Ejemplo
Situación inacabada utilizando psicodrama interno.

Ficha técnica
a) Le avisamos al paciente que no necesita hablar con nosotros durante esta experiencia. Que al finalizar tendremos tiempo suficiente para procesar lo que vaya a ocurrir. Su tarea será vivenciar internamente lo que le propondremos.

b) Se le pide al paciente que se acueste en alguna parte de la sala que le resulte confortable. A continuación podremos utilizar algunas de las técnicas de caldeamiento específico para el psicodrama interno.

c) Cuando el paciente nos muestre que está en contacto consigo mismo, le pedimos que se imagine que está en contacto con esa persona con quien mantiene una situación inacabada, a la que nunca había conseguido decirle todo lo que sentía.

PSICODRAMA BIPERSONAL

d) Luego le pedimos que se imagine diciéndole todo lo que no había podido verbalizar hasta ahora. Además de hablarle, debe mirarla, o sea observar su expresión visual y facial. La parte de la consigna que se refiere a la mirada es muy importante. A veces no se dice lo que realmente se piensa por diversos motivos que tienen en común el hecho de querer evitar el ver la expresión del otro. No es tanto que se quieran evitar los argumentos del otro, porque esto generalmente ya es conocido. Lo que se desea evitar es el hecho de provocar una emoción inesperada. Por ejemplo, el otro puede emocionarse y llorar, puede enojarse y dirigirnos una mirada de odio, o puede aparentar triunfo, que es una cosa casi insoportable para el yo.

Por eso, cuando le pedimos al paciente que imagine que encara directamente a la otra persona, en realidad lo que estamos buscando es que se enfrente con aquello que ha deseado evitar.

e) Le pedimos al paciente que se dé vuelta más o menos unos 180º en el suelo de manera que ponga su cabeza donde antes estaban sus pies y viceversa. Esto se hará en silencio y sin abrir los ojos. Le pedimos que sea la persona con la que antes estaba hablando y se comporte como ella lo haría. También debe irse observando a sí misma internamente, para ver sus cambios y reacciones.

f) Le pedimos al paciente que gire nuevamente 180º en el piso y vuelva a ser él mismo, respondiendo y completando lo que quisiera decirle al otro. Es bueno reforzar la consigna de la observación de las reacciones faciales.

g) Se sugiere un último cambio espacial para darle oportunidad al otro de completar lo que quiera decir.

h) Después de estas dos oportunidades de argumento y contra-argumento, le sugerimos al paciente que ahora cambie de posición. Puede mantener los ojos cerrados, sentarse y ocupar un lugar intermedio entre los otros dos. En esta posición, le pedimos que se imagine que es otra persona, un sabio tal vez, alguien que puede aconsejar a las otras dos y prever el futuro de esa relación. Si esta relación hubiese quedado inacabada por muerte o porque no era posible retomarla, el sabio puede hacer un inventario de lo que cada uno aprendió con el otro.

i) Para terminar la actividad, nuestros actos se dirigen a auxiliar al paciente para que salga del estado de conciencia del psicodrama interno y vuelva a la sesión. Le pedimos que respire hondo y que vaya moviéndose lentamente, abriendo los ojos y retornando a la sesión.

A partir de ese momento la sesión será procesada verbalmente o de manera escrita. En general, las vivencias provocadas por este juego son muy intensas y superan el procesamiento verbal. Por eso es indicado, en

JUEGO DRAMÁTICO

algunos casos, ofrecer lápiz y papel para que el paciente registre por escrito lo que fue más significativo de la experiencia.

Ejemplo (trascripto por la paciente)

Datos personales: C, sexo femenino, 30 años, en diversas terapias desde hace 10 años, casada, dos hijos.

"Cuando T me propuso que encontrara alguien con quien tuviera algunas cosas pendientes, enseguida pensé en mi madre, que murió hace 10 años. Comencé diciéndole (y en realidad ahí yo ya estaba llorando) que ella debía haberme ayudado cuando, siendo niña, mis primas me dejaban sin jugar. Ella debía haber intervenido mostrándome mi dolor, para que yo lo aceptase y no lo negase haciendo parecer que era yo la que no quería jugar con los otros. Claro que a una chica no le gusta quedarse entre adultos, escuchando conversaciones sin ninguna gracia, ¡en lugar de estar jugando!

También le dije que si no fuese por sus peleas con mis tías (madres de las otras chicas) talvez ella podría haber intercedido a mi favor.

A medida que la conversación seguía, mi llanto y mi rabia aumentaban, hasta que conseguí decirle que la verdad era que ella nunca me había ayudado, cuando yo más lo necesitaba. Me acordé de cuando era adolescente y pasaba horas encerrada en mi cuarto, leyendo o escribiendo, y ella ni siquiera se preguntaba por qué yo era tan solitaria.

Cuando T me dijo que mirase a mi madre mientras hablaba, yo la vi llorando y con la expresión de alguien que pide disculpas. Eso me emocionó mucho y comencé a llorar copiosamente. Entonces le dije que me dolía más el dolor que veía estampado en su rostro que mi propia pena. Yo había querido ahorrarle este dolor, que ella supiese lo que yo realmente sentía y era (además de ser una niña buena, buena alumna y la siempre sonriente criatura que yo aparentaba ser).

Cuando T me dijo que cambiara de posición y contra-argumentase como si fuese mi madre, yo la imaginé diciendo:

— Hija, discúlpame por mi cobardía. Yo pensaba que aquellas chicas eran tan malas como sus madres. Puedo decir que hasta me gustaba que no jugases con ellas. Creía que estábamos unidas por una misma pelea y que tú eras solidaria. Ahora, sobre quedarte encerrada en el cuarto, leyendo o escribiendo, yo no entendía bien eso pero como yo nunca había estudiado, me parecía normal. La verdad es que yo no tenía mucho tiempo para ti, tenía que permanecer en mi oficina, cuidando que tu padre no me traicionara con otra mujer. Pero yo siempre te quise mucho, a pesar de todo. Fuiste una hija que me enorgulleció mucho y que me cuidó muy bien cuando estaba enferma, antes de morir. Discúlpame si por cobardía, ignorancia o por falta de tiempo no conseguí ayudarte mejor.

Entonces T me pidió que ocupara una posición intermedia, que mirara de lejos y previera el futuro de esa relación. Fue muy difícil hacer eso porque el llanto no me permitía salir de aquel clima. Al final lo logré, dejé de llorar, y mirando (internamente) para mí y para mi madre, comprendí que ella había muerto y que esta relación no tenía futuro.

Sin embargo, entendí que algo de la cobardía de ella podría servirme para ahorrarme sufrimientos, ya que mi tendencia era la de ser siempre valiente y comprometida. En algún lugar de mi misma yo había abdicado de mi derecho a tener miedo, y él me hacía falta ahora. ¿Por qué siempre ser tan íntegra? ¿Para quién? ¿Por qué no juguetear en algunos casos? ¿Y por qué no ser más superficial a veces?

Terminada la experiencia, T me abrazó, me dio un lápiz y papel y me dijo que podía escribir lo que quisiese. Y fue esto lo que escribí:

— Carta para mi madre que no vivió lo suficiente para escuchar que le dijese esto personalmente: "Mamá, yo quería que me hubieses ayudado sin pedirme ayuda al mismo tiempo. Yo podría haberte ayudado, pero en otro momento."

Tengo un secreto

Con este juego pretendemos ayudar al paciente para que pueda enfrentar situaciones temidas.

Ficha técnica

1) Se le pide al paciente que piense en algún secreto, cualquier hecho que haya guardado a siete llaves dentro de sí. Para ellos se puede trabajar con flash de psicodrama interno, después de un breve caldeamiento.

2) En seguida le pedimos que diga lo que imagina que los otros dirían o sentirían si supiesen su secreto. También le preguntamos quiénes son los otros.

3) A partir de este punto se puede seguir de diversas formas:

— Pidiéndole que asuma la crítica como si fuese suya y que entonces la repita en primera persona y en voz alta.

— Sugerirle un juego en el que exista un diálogo entre la parte criticada y la que critica.

— Auxiliar al paciente para que juegue el rol de persona que censura, buscando identificar el origen de la formación superyoica.

Inversiones

Me parece que este juego es francamente psicodramático, a pesar de que también es mencionado en libros de guestalt terapia.[63] Se trata de solicitarle al paciente que represente el tipo opuesto. Por ejemplo, la persona tímida representará un exhibicionista, alguien que teme la crítica puede representar un crítico, uno dócil puede actuar como rebelde, etc.

El caldeamiento para este trabajo debe ser muy bien hecho para evitar bloqueos de tipo persecutorio.

A partir de ahí le propondremos al paciente que observe que esas características opuestas también están presentes en su modo habitual de ser y que es mucha la energía que gasta tratando de evitar que aparezcan.

¿Puedo sugerirle una frase?

Esta técnica pretende hacer claro algún mensaje o actitud que está implícita en la comunicación del paciente y que él no puede o no quiere hacer consciente.

Se le propone una frase que le permita reconocer al paciente cuál es el para-mensaje implícito. Al mismo tiempo la consigna deja libre al paciente para que acepte o no los aspectos mostrados y que pueda minimizar el grado de "verdad categórica" que pueda tener la interpretación del terapeuta.

Un *ejemplo* es el caso de la paciente obesa que llega al consultorio quejándose de un gran malestar, exactamente el día en que estaba decidido que comenzaría una dieta. Después de muchas y muchas quejas, concluye que debe estar por comenzar una gripe. El terapeuta podría proponerle esta frase: "Este malestar me es muy útil, él me sirve para...".

En el caso que la propuesta sea realmente una frase-llave, el paciente desarrollará espontáneamente la idea; en caso contrario, no lo hará porque la frase le parecerá sin sentido. También esto se da con relación al timing del paciente, quiere decir que si no es el momento, también el paciente la rechazará.

Experimente su sentimiento

Esta técnica se propone neutralizar la actitud fóbica que tienen algunos pacientes, que tratan de evitar experimentar los sentimientos dolorosos: angustia, vacío, tristeza. Es común que ocurra que las verdaderas dimensiones de estos sentimientos nunca hayan sido experimentadas, porque el paciente les huye como si sentir fuera la peor cosa que le podría ocurrir.

En esta técnica se desea que el paciente tenga esta experiencia en la situación del consultorio, que es protegida. Una consigna que utilizo frecuentemente es: "Sé que esto le da miedo, pero usted no está solo. Permítase sentirla, para que podamos descubrir por qué le da tanto miedo". Se podría decir que este juego es un antecedente del psicodrama interno, tal como lo conocemos hoy.

Experimente su fantasía

En verdad, este juego es un psicodrama interno del ti po «libre viajar» de Fonseca, acom pañando una fantasía, deseo o sensación expresada por el paciente. Por ejem plo, el paciente dice que quisiera desaparecer, o que no quisiera hacer absolutamente nada. El terapeuta, después de un breve relajamiento, le puede pedir que se sienta entrando en esa sensación de desaparecer o que internamente concretice ese "no hacer nada".

El objetivo de este trabajo es:

— Tornar más real la fantasía del paciente. Ver en qué consiste.

— Buscar posibles áreas de conflicto contenidas en esa fantasía.

— Conocer la función de esa fantasía en la vida del paciente.

— Averiguar las posibilidades o dificultades para la realización del deseo que fue manifestado.

Ejem plo

a) Datos personales: K, 18 años, en terapia desde hace un año. Paciente con dificultad para expresar verbalmente o mediante mímica, aquello que siente. Piensa mucho antes de decir o hacer cualquier cosa. Se queja de no poder alcanzar sus propias metas, como estudiar, adelgazar, tener amigos, tener novio.

Le gusta ser amiga exclusiva de chicas más activas que le facilitan el trabajo social, lo que por un lado la halaga y por otro la deja con una sensación de incapacidad personal.

Oscila entre actitudes más adultas y responsables, y actitudes pasivas e infantiles, lo que muestra bien el proceso adolescente en que se encuentra.

En la semana anterior, hubo una sesión de terapia vincular con ella y su padre. En ella fueron trabajados algunos aspectos del vínculo: 1) su carácter culpógeno (el padre la culpa por sus fracasos. "Ella es una parte mía, ¡si ella fracasa, yo fracaso también!"), la hija siente mucha culpa por decepcionarlo; y, 2) la desconfianza — el padre comprende que la hija no es franca con él y que busca otras personas en quien poder confiar.

A esta sesión la paciente viene con pocas ganas, y dice que no quiere pensar más. Que cuando piensa mucho las cosas, menos consigue. Se ha quedado en la casa sin estudiar, sin hacer dieta, esperando que le vuelvan las ganas de hacer algo. Parece muy enojada y negativista.

Le pregunto por qué le parece que está enojada y cómo fue la possesión de la semana anterior. Dice que la sesión no le gustó, porque el padre no cambió nada, ni se acercó más a ella. Ella cree que se alejó más de él, y que no va más a sentirse culpable, o a preocuparse si él se molesta con las cosas que ella hace. "Que cada uno aguante lo que es suyo". Dice que le gustaría salir de vacaciones, no tener nada que hacer. No tener ningún propósito. No aguanta más ese clima de exigencias internas, no lleva a nada.

b) ¿Por qué T propuso el juego?: Me pareció que el negativismo de la paciente se hacía extensivo a la sesión. Porque ninguna de las observaciones que yo hacía sobre su malestar parecía aliviarla. Se había hecho, por ejemplo, la observación de que a ella no le gustaba ser adulta, y que le gustaría ser nuevamente un bebé, sin responsabilidades. K estuvo de acuerdo, pero también dijo que era así que quería estar. Y no parecía querer trabajar otro tema. Lo que realmente quería era no hacer nada, y cualquier intervención mía parecía reforzar este deseo. Era como si estuviésemos luchando, y cuando percibí esto, decidí remar a favor de la corriente y ver si conseguía comprender mejor lo que ese "no hacer nada" significaba para ella.

c) Descripción de la vivencia de la paciente:

Le pedí a K que se acostase, que respirase hondo expirando por la boca algunas veces. Generalmente les digo a los pacientes que imaginen que van a alcanzar el techo de la sala con la barriga cuando inspiran y lo mismo con relación al piso, cuando expiran. Después de este pequeño relajamiento inicial, le pedí que imaginase dónde estaría haciendo nada.

P: En mi casa de vacaciones.

T: Quédate ahí. Mira donde estás, qué haces.

P: Veo TV. Duermo.

T: Muy bien, sigue haciendo eso. ¿Es bueno?

P: Maravilloso.

T: Imagina que el tiempo pasó y ya hacen dos días que miras TV y duermes.

P: También como.

PSICODRAMA BIPERSONAL

T: Claro; comes, ves TV y duermes... y ya pasaron tres, cuatro días.

P: Todavía está bien.

T: Una semana... dos semanas... un mes... dos meses. (T va diciendo esto lentamente)

P: Bueno, ahora ya me cansé, necesito salir y buscar empleo.

T: ¿En qué quieres trabajar?

P: De secretaria, no sé.

T: Para buscar empleo, ¿cómo haces?

P: Recorto anuncios y voy a ver.

T: Haga eso.

P: Es difícil encontrar empleo.

T: Sí, ya está buscando desde hace algunos días. ¿Cómo se siente?

P: Medio desolada. Pero voy a encontrar.

T: ¡Encontró!

P: Estoy trabajando y está muy bien. Tengo amigos.

T: Entonces quédese. Experimente su rutina detrabajo.

P: Es mejor que quedarse en casa.

T: Entonces continúe... El tiempo va pasando, una semana, un mes... dos meses. (T habla despacio)

P: ¡Ahora ya me cansé!

T: ¿Y qué quiere hacer?

P: De nuevo no quiero hacer nada.

T: (Le pide a K que respire hondo nuevamente, que lentamente vaya volviendo a la sala, moviendo el cuerpo, abriendo los ojos, sentándose).

P: (Al sentarse) Todo acaba cansando, ¿no es cierto?

T: Parece que sí, dentro de ti.

P: ¿Por qué?

T: No sé, se me ocurre que en todo lo que hacemos puede haber una medida de frustración. O hacemos una cosa o hacemos otra. Me parece que tees muy difícil tolerar la frustración.

P: Puede ser.

T: Vamos a dejar que esto se metabolice dentro de ti y continuaremos conversando la próxima semana.

P: Está bien.

Comentarios

1) Las consignas para que la paciente vivenciase su estado, podrían haber sido más amplias para poder sentir más el "no hacer nada". T marcó el tiempo pasando y puede ser que esto no haya dejado profundizar más.

2) Cuando la paciente elige buscar empleo por los anuncios de los diarios, no responde a su deseo, sino a la oportunidad. Puede ser que sea por eso que todo acaba cansando, ya que las elecciones no parten de ella, sino de otro: el padre, el diario, una amiga. Podría pedirse que el paciente se mantuviese más tiempo buscando dentro de sí lo que querría hacer.

7 - Juegos elaborativos

En esta categoría incluyo juegos que, por la manera como son conducidos, permiten elaborar más los conflictos. Son técnicas creadas y utilizadas por dos psicodramatistas de nuestro medio: José Fonseca Filho y Dalmiro M. Bustos.

Doble/espejo (Psicoterapia de la relación)[*][64]

En esta técnica no es necesario que se hagan movimientos espaciales. El terapeuta se sienta frente a su paciente y le propone a éste que los dos sean él. No se trata de enfrentar partes ambivalentes del paciente (como en el juego dominador/dominado) sino dos pacientes íntegros que están conversando.

La diferencia es que el paciente que T desempeña, además de compartir los problemas y sentimientos, investiga al otro con ideas y emociones que el propio paciente no logra expresar.

El terapeuta tiene que ser bastante habilidoso para no adelantarse demasiado al paciente y también para no realizar el espejo como una caricatura. El riesgo es que en lugar de disminuir las defensas, ellas pueden aumentar. En este caso, el paciente negará el doble y se sentirá agredido por lo que observa en el espejo.

---

[*] La psicoterapia de relación es una forma de trabajo en psicoterapia individual que José Fonseca Filho ha venido desarrollando en los últimos años. Es un método derivado del psicodrama pero que presenta otras influencias, tales como la fenomenología existencialista, la sicología de la conciencia y el psicoanálisis. Usa varias técnicas, entre las cuales voy a destacar dos: el doble-espejo y el juego de roles.

PSICODRAMA BIPERSONAL

Juego de roles (psicoterapia de la relación)[65]

En este juego, terapeuta y paciente cambian de roles y se enfrentan. A diferencia del cambio de roles tradicional, en este caso el terapeuta no desempeña su propio rol. Él asume, alternadamente, roles interiorizados del paciente y previamente dramatizados, y papeles complementarios de la vida del paciente.

Ejemplo

T: Yo soy su novio. Hable conmigo. (El terapeuta comienza este desempeño de manera neutra,esperando que el paciente dé las consignas, o entonces comienza haciendo el rol del paciente y pidiéndole que asuma el rol complementario).

T: (Primer cambio): Ahora yo soy usted y usted es su novio, vamos a continuar conversando (en este momento el terapeuta ya tiene más elementos para componer el rol del paciente.

De este modo, T va jugando e invirtiendo roles que no son el suyo. El terapeuta tiene que incorporar, según Fonseca,[66] los roles como en un estado de semi-trance, para hacer empatía con las emociones de los personajes. Los diálogos deben ser breves, para favorecer esta sintonía. Cuando esto ocurre el terapeuta puede crear en el rol y agregar respuestas que funcionan como interpolaciones de resistencias.Lo interesante de este juego es que a pesar de ser el propio terapeuta el que interactúa con el paciente (no un yo-auxiliar), no son frecuentes las confusiones transferenciales. Al contrario, queda más evidente la figura del terapeuta y los roles que él incorpora en el juego.

Ejemplo

a) Datos personales: A, 24 años, hace un año en terapia.

b) ¿Por qué T propuso el juego?: A es una paciente muy quieta, que tiene tendencia de minimizar los conflictos. Difícilmente habla de su padre y en esta sesión cuenta que la noche anterior ella y su familia estaban viendo televisión cuando pasó un reportaje sobre la hija de una alta autoridad que se había relacionado con personas indeseables y con adicción a drogas. Su padre inmediatamente emitió una opinión que la irritó mucho. Dijo que el padre de esa muchacha no tenía ninguna responsabilidad con el destino de su hija. Si ella había decidido ese camino, el problema era de ella.

c) Descripción de la vivencia del paciente:

JUEGO DRAMÁTICO

T: Vamos a ver mejor esto que pasó ayer entre tu padre y tú. Yo voy a ser tu padre y tú serás tú misma y quiero que interactúes conmigo. ¿Está bien?

P: (Acepta, pero le parece medio raro).

T: (En el rol del padre). Me parece que un padre no tiene nada que ver con lo que el hijo hace de su vida. Si quiere ser bandido, drogarse, el problema es de él.

P: (En su propio rol) El problema también es de los padres. ¿No me diga que usted no se enojaría?

T: (En el rol del padre) Yo no. No me importaría. Ya hice mi parte.

P: (En su propio rol) ¿Y cuál es su parte?

T sugiere cambiar los roles

T: (En el rol de P) ¿Y cuál es su parte?

P: (En el rol del padre) Es criar, dar educación, solamente eso.

T: (En el rol de P) Solamente. Sólo dar dinero. Sólo cosas materiales.

P: (En el rol del padre) Yo no tuve ni eso. Luché solo. Vine de España con 13 años y sin familia. Me parece que dar lo que te doy a ti ya es mucho. Yo no puedo vivir tu vida.

T: (En el rol de P) Lo que usted necesitaba no es lo mismo que nosotros necesitamos hoy en día. No necesitamos solamente cosas materiales.

P: (En el rol del padre) Mi obligación era darte eso. Ahora voy a jubilarme. El resto ustedes lo harán.

T solicita un nuevo cambio de roles

T: (En el rol del padre) Yo quiero jubilarme. Ya cumplí mi obligación. Basta.

P: (En su propio rol) ¿A usted no le importa lo que yo voy a hacer en la vida?

T: (En el rol del padre) Claro que no. El problema es tuyo.

P: (En su propio rol) A usted nunca le interesó nada de nosotros. Vive durmiendo en el sillón, no escucha lo que le decimos. Sólo oye lo que le interesa.

T: (En el rol del padre) Y tengo derecho de querer dormir. Ya hice todo lo que debía. Y no es verdad que no te escucho. ¿Qué es lo que no escuché?

P: (En su propio rol) Ya me preguntó mil veces qué hago en la facultad y qué gano con eso. Ya le expliqué mil veces y me vuelve a preguntar. (La paciente grita y demuestra rabia)

107

PSICODRAMA BIPERSONAL

T: (En el rol del padre) Es que no respondes lo que yo quiero. Yo quiero que veas que esa facultad no te dará nada. Quien te da las cosas soy yo.

P: (En su propio rol) Claro que no me da. Allá yo aprendo muchas cosas y usted sólo me da cosas materiales.

T solicita un nuevo cambio de roles

T: (En el rol de P) La facultad me da la posibilidad de ser algo diferente de lo que usted quiere que sea.

P: (En el rol del padre) Yo no quiero nada. Yo ya hice mi vida. Puedes hacer lo que quieras con la tuya.

T: (En el rol de P) Usted dice que no interfiere en mi vida pero vive saboteando mis oportunidades de hacer cosas nuevas. Ya hasta trabajé con usted. Y además me parece que usted vive exigiendo de nosotros.[**]

P: (En el rol del padre) Trabajaste conmigo porque quisiste. Además, recibes un sueldo.

T: (En el rol de P) No fue eso, fui a trabajar con usted para darle una satisfacción. Usted nunca parece satisfecho.

P: (En el rol del padre) ¡Pues estoy contento! No con tu hermano, que no hace nada y ni siquiera está encaminado. Ahora, contigo, si no me traes problemas, perfecto.

T: (En el rol de P) Todo lo que usted quiere de mí es que no le dé problemas, ¿no es cierto?

P: (En el rol del padre) Claro, así ya está bien.

T: (En el rol de P) Sí, y yo hago exactamente eso. Sé cuidarme. No le doy problemas, y todo siempre está bien. Menos el año pasado, cuando me puse mas de la cabeza y deliré diciendo que los comunistas venían a buscarme.

P: (En el rol del padre) Pero yo le pago la terapia. Para que no vuelva a enfermarse. Hago todo lo que debo como padre.

T: (En el rol de P) Yo quería que usted hiciera algo conmigo, no por obligación sino por placer, por ganas. Si no yo también hago las cosas por hacer. Hago todo correctamente, pero sin ganas, sin entusiasmo.

P: (En su propio rol) (No dice nada, mira hacia abajo). Aquí T decide acabar el juego, vuelve a ser T y la sesión continúa de forma verbal.

T: A, ¿cómo te sentiste?

A -Es así mismo. Yo me enojo, pero no sirve de nada.

[**] Aquí T crea en el papel, sin duda incorporando datos que la paciente le trajo anteriormente y guiada por su sensibilidad.

T: Sirve para poder ir a la facultad y no sucumbir a lo que él quiere. Enojarse es existir, resistir, si no, no se sentiría nada.

A: Pero si yo me enojo él no va a cambiar.

T: Lo que nos interesa es tu cambio. Enojarte significa que deseas que las cosas sean diferentes. Porque te decepcionas. Tú esperabas otra cosa de tu padre. Por lo menos, cuando te pones brava, reconoces tu sentimientos.

A: Mi madre dice que yo soy parecida a él. Yo no quisiera sentir. No quiero ser responsable.

Juegos que desean elaborar la matriz de las conductas defensivas: Dalmiro Bustos.

Entiendo por conductas defensivas una serie de funciones reactivas que el paciente desarrolló a lo largo de su vida, con la finalidad de controlar la angustia producida por los vínculos asimétricos que le produjeron heridas narcisistas.

Estos vínculos generalmente ocurren en la infancia, época en la que, por la impotencia de los niños frente a los adultos, eligen esas conductas como la única salida digna para un yo debilitado. Quiere decir que las conductas defensivas son creadas para proteger al paciente, y en general se observa que en aquel momento ellas cumplieron su función.

Esto explica que gran parte de estas defensas no son percibidas como elementos disonantes por el yo. Al contrario, ellas muchas veces parecen adheridas al rol central de la identidad del paciente y pasan a constituirlo por así decir.

El principal objetivo de estos juegos es el de auxiliar inicialmente al paciente para que perciba que tiene una responsabilidad por haber creado y mantenido esas conductas defensivas.

En seguida se busca mostrar que actualmente hay una falta de sintonía entre esas conductas defensivas y su poder para cambiarlas, caso sea esto lo que quiera.

Se desea recuperar, escénicamente, el momento en que el rol reactivo todavía no era conserva. Se quiere identificar su locus – con relación a quién, a que vínculo esta conducta reactiva y defensiva se instaló; su matriz – para qué el paciente la produjo, o sea qué es lo que el paciente espera de esa conducta; y su status nascendi – el proceso de evolución de esta conducta.

Los juegos que describo a continuación tienen en común:

1) Son juegos que utilizan flashes de psicodrama interno.

2) Parten del presente, de alguna situación que trae ansiedad y que el paciente relata, buscando identificar una reacción defensiva actual.

3) Un momento en el que se desea separar qué es la conducta defensiva y de qué es que se está defendiendo.

4) Después se inicia la investigación del locus, matriz y status nascendi de esa defensa. Es muy importante que se reconozca cuál era la necesidad del paciente en el momento en que creó la defensa.

5) Se vuelve a la actualidad para averiguar si el paciente tiene todavía necesidades semejantes. Si no, ¿cuáles son sus necesidades actuales? ¿Qué puede hacer para satisfacerlas? O sea, ¿la vieja defensa todavía es útil o inclusive a veces puede obstaculizar?

Juego del personaje

En esta técnica, además del psicodrama interno, se utiliza el recurso de pedirle al paciente que envíe un personaje de ficción, cine, revista, teatro, etc., que pueda llevar las emociones y sentimientos que él experimenta en determinados momentos de la sesión.

Con la interpolación de este personaje, se desea relajar el campo intra psíquico del paciente, para favorecer la vivencia de roles reactivos y defensivos. Se desea también conocer en qué momento surgió la defensa y respondiendo a qué situación. Se desea saber además si ella es pertinente en la actualidad. La utilización de esta interpretación metafórica produce un trabajo fascinante y muy rico, pero exige habilidad por parte del terapeuta. Esta habilidad se pone a prueba especialmente en el momento de pedirle al paciente que encuentre el personaje y en la percepción de todas las sutiles relaciones de la metáfora con la dinámica intra psíquica del paciente. Por eso la descripción de la ficha técnica será un poco más extensa.

Ficha técnica.

1) El caldeamiento para este trabajo es el que normalmente se utiliza para el psicodrama interno, aún cuando el paciente no tiene necesariamente estar acostado. El caldeamiento debe responder a la necesidad de concienciar el ritmo respiratorio y acentrar suficientemente la introspección.

2) Para comenzar el trabajo se le pide al paciente que encuentre en su cuerpo el tema que quiere trabajar. Por ejemplo, si se tratase de una escena que motivó sentimientos confusos, se le pide que visualice esta escena,

JUEGO DRAMÁTICO

perciba sus sentimientos y busque reconocer en qué parte de su cuerpo se hacen presentes esos sentimientos. O aún, en el caso que se desee investigar algún rol específico en la vida del paciente (rol de padre, rol profesional, etc.) se le solicita que cierre los ojos y encuentre en qué lugar de su cuerpo se localiza este rol. En fin, cualquiera que sea el tema, la consigna para el paciente es aumentar la introspección y tratar de localizarlo en el cuerpo. El indicador corporal es fundamental para evitar racionalizaciones estériles.

3) Se le pide al paciente que todo él se convierta en aquella parte del cuerpo, y si fuese necesario, que exagere la posición en que está y la manera como se siente. Aquí se busca una maximización y una concretización de la tensión. Por ejemplo: Si el paciente dijese que siente rigidez en la nuca, el terapeuta le puede pedir que se imagine todo él siendo la nuca rígida.

4) A continuación se solicita al paciente que, con base en esa sensación corporal, cree un personaje que pudiera sentirse así. Es importante que el terapeuta comprenda que este personaje será la metáfora de la conducta defensiva del paciente, pues surge del campo de tensión.

Algunas veces es necesario insistir en la tarea, pues hay algunos pacientes más exigentes o con más resistencias para encontrar el personaje. En estos casos se pueden utilizar frases como: "Vaya con calma, no se apure." "Deje que el personaje lo encuentre a usted a través de su posición corporal." "No corra atrás de él, tenemos tiempo," que son suficientemente estimuladoras para continuar la tarea.

5) Cuando el personaje ya fue localizado y nombrado, se le pide al paciente que investigue como es su personalidad. Esto puede ser hecho mediante la técnica de la entrevista (el terapeuta entrevista al paciente en el rol del personaje) o pidiéndole alpaciente en el rol del personaje que cuente tres momentos importantes de su vida, y también puede utilizarse la técnica del role playing.

El terapeuta tiene que ser capaz de reconocer al personaje y sentir sus motivaciones y sentimientos. Todos los caldeamientos que estimulen al paciente a crear el personaje, son válidos aquí.

6) A partir de aquí, le pedimos al paciente, que está en el rol del personaje, que nos diga por qué está con el propio paciente en la escena-tema de esta dramatización. Lo que aquí se está buscando es encontrar el mandato de la conducta defensiva, o sea lo que se espera que esta haga para proteger al paciente.

7) Después le pedimos al paciente que salga del rol del personaje (puede dejar un almohadón en su lugar) y que cierre los ojos, respire hondo nuevamente y encuentre la escena-tema de esta dramatización. Entonces le damos esta consigna: Yo... (nombre del paciente)... elegí ser... (nombre del

personaje)... para no ser... (el paciente completa). Muchas veces el paciente agrega otra conducta, u otro personaje opuesto al primero, lo que nos da noticias a los terapeutas del tipo de dolor narcisista que precisa ser protegido.

Esto es lo que tiene que ser defendido. Es la matriz, el origen de la defensa, la semilla que la engendró. Fue para no sentirse así que el paciente creó la conducta reactiva.

8) Cuando tenemos esta segunda conducta, o segundo personaje, podemos proseguir de dos maneras:

a) Podemos investigar las polaridades representadas por estos dos personajes (ver juego de títeres). En general, ellas representan falsas opciones exageradas, típicas de la vida infantil que olvida las tonalidades intermedias, más comunes a la vida adulta. Esta forma de trabajo es más rápida y un poco más superficial que la opción b), que es más apropiada para el comienzo de la terapia,momento en que el paciente comienza a reconocer su problemática intra psíquica.

b) Le pedimos otra vez al paciente que respire hondo y nos diga en qué otro momento de su vida se sintió así. Esta consigna quiere encontrar el locus del dolor narcisista que generalmente se encuentra en escenas que corresponden a la infancia del paciente.

9) Una vez obtenidas esas escenas regresivas, el penúltimo paso consiste en dar auxilio al paciente para que pueda sintetizar en una escena: que fue lo que ocurrió, con quién, como él se sintió, para qué creó el personaje defensivo (el primero del juego) y entonces qué se esperaba que el personaje defensivo hiciera por él.

10) Por último alcanzamos el momento más elaborativo en este juego ya que debemos ayudar al paciente para cotizar los beneficios de la conducta defensiva.

Dos reacciones son posibles:

a) En algunos casos el paciente continúa creyendo que esa conducta defensiva es la única posible, como en la defensa esquizoide, cuando el paciente se niega a salir de sí mismo, porque le parece que no puede confiar en nadie. Aquí el terapeuta puede mostrarle que, aún cuando esto haya sido verdad y aquel recurso haya sido muy útil en un momento de su vida, la manutención de esta defensa para el resto de su existencia le puede ser muy perjudicial.

En el caso de que, a pesar de esto, el paciente continúe sin encontrar otra solución, el terapeuta tendrá entonces que advertirle que no puede hacerse nada y que tendrá que tolerar las consecuencias de esa conducta defensiva en su vida actual. Esta colocación, que nada podrá hacerse si él no quiere cambiar, responde bien a una situación de transferencia, dejando normalmente al paciente muy acorralado. El se ve frente a su propia obstinación por mantener aquella defensa, ya sea porque le está agradecido o porque dicha obstinación es testigo de lo que le ocurrió en la infancia constituyéndose en una especie de "triunfo a posteriori". En algunas ocasiones son necesarias varias sesiones hasta que el paciente se disponga a reconsiderar su dependencia con relación a la conducta defensiva.

b) Si, por otro lado, el paciente llega a la conclusión que aquel personaje o aquella conducta no le sirven más, y que nunca le fue útil verdaderamente, podemos continuar el juego, pidiéndole que haga un flash back de la escena infantil y que, un momento antes de crear su personaje, verbalice lo que necesitaba.

Generalmente, los pacientes verbalizan que precisan adultos comprensivos y contenedores. Por eso podemos pedirle que hagan concretos esos padres adultos que darían al paciente la contención y comprensión que necesitaba. En muchos casos esta concretización trae al momento presente otras cuestiones relacionadas con su dinámica interna.

Por ejemplo, él puede llegar a la conclusión de que sus padres reales no serían capaces de darle aquello que necesitaba, o que en aquel momento de su vida no había ningún otro adulto que pudiera hacerlo. En este caso podremos pedirle que él realice un encuentro entre su ser adulto y su niño y que trate de ofrecerle a este niño lo que hubiera querido tener.

Aquí puede surgir lo que llamo "reveces de la defensa". Ocurre que a veces el propio paciente, como adulto, vuelve a repetir las actitudes de incomprensión que criticaba a los otros. Este es un mecanismo defensivo que los guestalt-terapeutas llaman retroflexión. El paciente acaba haciendo aquello que le causó tanto dolor en su infancia. De cualquier manera lo que importa es que el paciente perciba que ahora es él el responsable por mantener su auto-incontinencia.

Así, en la medida de lo posible, debemos ir trabajando con el paciente hasta que pueda desarrollar conductas defensivas más adaptadas al momento actual.

Ejemplo[*]

a) Datos personales: S, 24 años, hace 7 años en terapia individual y 3 años en terapia grupal.

---

[*] Esta fue una sesión de grupo, pero tratándose de un protagonista individual, paso a incluirla como ejemplo.

PSICODRAMA BIPERSONAL

b) ¿Por qué T. propuso esa técnica?: El paciente llega a la sesión especialmente movilizado. Comienza a contar que su problema es que recientemente tuvo algunos episodios de impotencia sexual con su novia actual. Adjudica a ello el hecho de estar con stress, porque está trabajando mucho. Además, esta novia vive en otro estado, lo que lo deja muy ansioso porque sólo puede encontrarse una vez por mes. En fin, el paciente alega esas y otras causas, pero aún así continúa sintiendo una horrible sensación de que se quedará impotente para siempre.

T le propone la técnica del personaje defensivo incluyendo al final la técnica de la situación inacabada. Esto era porque el asunto era delicado para tratarlo en escena abierta. Además, daba la impresión de que el paciente se estaba defendiendo mucho con argumentos intelectuales, pero con poco contacto con las emociones subyacentes

c) Descripción de la vivencia del paciente: T propone que el paciente camine por la sala, se estire buscando sentir el cuerpo y relajando las partes más tensas.

P: Ay... hoy no voy a lograrlo.

T: Si no logras relajarte, entonces contráete más, para sentir toda tu tensión.

P: (Mueve el cuerpo, estira brazos y piernas) Ay... ¡qué sensación tan fea!

T: Cierra los ojos, S, así parado, respira hondo. Ve el momento en que comienzas a experimentar esta sensación tan fea.

P: ¿Tengo que decir?

T: No, es sólo para que te des cuenta. Muéstrame con la mano cuando ya llegues a visualizarla.

P: (Con los ojos cerrados) Está bien, ya sé cuándo.

T: Muy bien, entra en su lugar en esa escena. No alteres lo que estás sintiendo. ¿En qué parte de tu cuerpo esa sensación es más fuerte?

P: En todo el cuerpo, (de pie, ojos cerrados, ceño fruncido).

T: Sí, ¿pero en qué parte es peor?

P: En la cabeza y en el corazón.

T: Describe lo que esta sensación le hace a tu cabeza.

P: Mezcla todo. Es como una lápida que no deja que los pensamientos salgan.

T: ¿Y con el corazón?

P: Lo achica. Lo hace bien chiquito... es como una picadura... pica y entonces todo se encoge.

114

JUEGO DRAMÁTICO

T: ¿Y ahora? ¿Qué es lo más fuerte: la placa en la cabeza o la picadura en el corazón?

P: (Rápidamente) El corazón.

T: Está bien. Ahora yo voy a pedirte que seas ese corazón que es picado y que se encoge... Que todo tu cuerpo sea el corazón.

P: Se encoge todo, se pone en cuclillas, con la cabeza baja.

T: Muy bien, deja que esa sensación te lleve a encontrar un personaje que se sienta así.

P: (Casi en el mismo momento) Uno de aquellos bichitos de las propagandas de caries. El personaje es el bichito que produce la carie.

T: Muy bien, ahora abra los ojos, levántate y ayúdame a conocer a ese bichito. Ahora usted es él. ¿Cómo le va? ¿Qué es lo que hace?

P: Yo agujereo. Tengo una perforadora en las manos (hace el gesto de perforar el suelo con una perforadora), y hago agujeros.

T: ¿Es bueno hacer agujeros? ¿Hace mucho que los hace?

P: (En el rol del bichito) Siempre, hago esto desde siempre.

T: ¿Desde que nació?

P: (En el rol del bichito) Yo nací del dolor de una persona. Cuando la persona tiene un dolor, yo aparezco y me pongo a hacer agujeros.

T: ¡Qué interesante! No se necesita más que sentir dolor ¡y pronto!...Ya está usted ahí haciendo agujeros.

P: (En el rol del bichito, riéndose) Sí, es eso mismo.

T: (Coloca un almohadón cerca de P) Mire, aquí está S en aquel momento en que sintió un dolor horrible, dígame qué hizo con él.

P: (En el rol del bichito) ¡Burro! (Patea elalmohadón, después se agacha y le pega con los dedos). Estoy golpeándolo en el corazón.¡Burro!, ¡Burro!, Idiota... ya te dije que no debías hacer eso. ¿Ves lo que te pasa?

T: (Dirigiéndose a P en el rol del bichito) ¿Por qué usted le hace eso a él?

P: (En el rol del bichito) Para que no haga más eso.

T: (Dirigiéndose a P en el rol del bichito) ¿Usted aparece para que él no se olvide de que no debe hacer más eso?

P: (En el rol del bichito) Es para que aprenda. Pero él es testarudo y no aprende nunca.

T: (Dirigiéndose a P en el rol del bichito) ¿Y desde cuándo usted le enseña cosas?

P: (En el rol del bichito) Desde siempre y para el resto de la vida. Él me necesita.

115

T: (Dirigiéndose a P en el rol del bichito) Fue él el que te inventó, ¿no es cierto?

P: (En el rol del bichito) Sí.

T: (Dirigiéndose a P) Muy bien, P. Respira profundamente... vuelve a ser tú mismo, cámbiate de lugar con el almohadón. Él va a continuar siendo el bichito. Cierra los ojos y dime cuándo fue la primera vez que lo llamaste para que no te olvidaras de algo que no debías hacer.

P: (Se sienta en el piso, en el lugar del almohadón, apoya los brazos en las rodillas y recuesta la cabeza). Yo sé, pero tengo vergüenza. No quiero contar (esta sesión es de grupo).

T: (Dirigiéndose a P) Está bien. No cuentes, pero retén mentalmente la escena. Ve lo que te ocurrió.

P: Está bien.

T: ¿Cuántos años tiene?

P: Soy bien pequeño. Tengo 3 o 4 años.

T: Muy bien, ve observando. ¿Cómo estás vestido, cómo es tu carita? Ve lo que ocurrió. Unminuto antes de crear el bichito para hacerlo recordar que no tiene que hacer más lo que está por hacer... ¿Qué es lo que estás sintiendo?

P: Humillación... me engañaron.

T: Está bien, ¿y qué más?

P: Rabia, mucha rabia.

T: ¿Qué es lo que necesitas antes de tener que crear ese bichito que te ayudará circunstancialmente, pero que también se va a quedar por el resto de la vida lastimándote e irritándote también?

P: Un padre fuerte, que fuera e hiciera con él lo que él me hizo.

T: Ojo por ojo, diente por diente, ¿no es cierto?

P: Sí.

T: ¿Y eso impediría que crearas el bichito?

P: Sí, claro.

T: Si tu padre hiciese lo mismo con el otro, ¿tú te olvidarías?

P: No me olvidaría, pero me vengaría.

T: Está bien. Ahora imagínate la misma escena, sólo que ahora tu padre está allá y te venga. Mírate vengado. ¿Crees que falta algo? Tú que eres un nené, ¿necesitas algo más?

P: (Sentado, todavía cabizbajo) Sí, quería que mi padre continuase conmigo.

JUEGO DRAMÁTICO

T: Ahora abre los ojos, P y levántate. Deja que este almohadón sea el nené. Quiero que seas su padre y hagas lo que él necesita.

P: (En el rol del padre) Él necesita un abrazo.

T: No lo digas, hazlo.

P: (Abrazando el almohadón-nené, con fuerza y emocionado, amenaza abrir los ojos)

T: ¡Todavía no abra los ojos, S! Quédate un poco más en ese abrazo con tu padre e imagínate que están conversando, padre e hijo, sobre lo que pasó. (T comienza a hablar pausadamente, sugiriendo frase por frase):

— Se primero un niño que mira fijamente a su padre, dile lo que le ocurrió y pregúntale todo lo que quieras saber sobre las consecuencias futuras de lo que ocurrió.Mira siempre a tu padre mientras conversas. Mira la expresión de su cara.Ahora se tu padre. Mira al nené, mírale la cara mientras le dices lo que ocurrió.

— Respóndele a papá todo lo que quiere saber. No escondas nada, habla claro. Este nene necesita ser tranquilizado sobre las consecuencias futuras de ese hecho, si no él va a quedarse siempre con miedo por eso.

P: (Continúa abrazado al almohadón, quieto y visiblemente emocionado).

T: Vuelve a ser ahora el nené. Ve si tienes algo más que preguntarle a tu padre. Ahora cambia de rol con tu padre, respóndele y despídete. Ve alejándote despacio del almohadón, respira hondo, abre los ojos lentamente y vuelve a sentirte entre nosotros.

Disfrazarse

Este juego pretende, al igual que el anterior, encontrar la matriz de la conducta defensiva. Al comienzo se quiere definir la ansiedad, después averiguar cuál es la defensa y su mandato. Es un trabajo menos completo que el anterior, porque no incorpora la fase final de la reparación o cambio de la conducta defensiva.

En algunos casos, el paciente trae algún material importante ya al final de la sesión. Esta técnica permite dirigir una rápida mirada, pero también profunda, sobre el problema levantado.

Ficha técnica

Se parte de alguna situación ansiógena que haya sido descrita por el paciente. Puede ser una dificultad de ejercer su rol profesional, por ejemplo, o dificultades relacionadas con algún vínculo, o aún una sensación difusa de incomodidad.

Se le pide al paciente que visualice la situación-problema, sienta su ansiedad y observe su reacción.

Después le solicitamos que se ponga un disfraz de acuerdo con su reacción y que nos cuente la historia del personaje elegido. ¿Cuándo nació, cómo era su familia, qué vida llevó, etc.?

Una vez investigado un primer disfraz, se le pide que se ponga otro disfraz. Nuevamente le pedimos que vea la situación-problema y que complete esta frase: Elegí ser... (el primer disfraz)... para no ser... (aquí el paciente completará con el nombre del segundo disfraz).

Este segundo disfraz será investigado mediante la técnica de la entrevista. Finalmente, le pedimos al paciente que respire profundamente y que nos diga, con los ojos cerrados, cuál de los personajes (que los disfraces representan) creó el otro. Con esto esperamos saber cuál fue el primer rol reactivo que surgió en su vida y para qué.

En general, podremos observar que los dos personajes son parte de la misma metáfora defensiva, uno opuesto al otro, polos extremos, falsas opciones. Esto es la consecuencia de las formas infantiles de evaluación de la vida, de la realidad y de las personas.

Al paciente adulto le toca rehacer esta evaluación a la luz de su experiencia, pero solamente podrá hacer esto cuando consiga darle mejor acogida y continencia a su niño dentro de sí. Esta técnica permite que el niño interno del paciente se torne más comprensible para él.

Baúl de dirfraces

Esta técnica es parecida a la anterior, pero tiene una introducción diferente. Además, no parte de situaciones conflictivas o ansiógenas que el paciente esté relatando. Al contrario, es más adecuada para aquellos casos en que el paciente está bien, en armonía, y nos dice que no sabe qué trabajar en la terapia.

Ficha técnica

Se le pide al paciente que comience a caminar por la sala, se estire, relaje el cuerpo y mientras tanto escuche la historia que le vamos a contar. El terapeuta debe entonces revestirse de un cierto aire de "contador de historias" e ir caldeando al paciente a medida que va hablando. Voy a

JUEGO DRAMÁTICO

describir solamente la consigna básica, pero cada terapeuta deberá enriquecerla con su creatividad y capacidad dramática.

T: Imagínese que está en un viejo castillo. ¿Ya vio alguno? ¿Personalmente o en alguna película? (T estimula al paciente para que describa el castillo que está imaginando. ¿Cuántos cuartos tiene? Si queda en un bosque al norte de Inglaterra o en el sur de Francia. Si los jardines están bien cuidados, cómo son, etc. Cuanto más el paciente pueda describir el castillo y sentirse en él, mejor.

Muy bien. Ahora que ya vimos bien cómo es su castillo, quiero que me lleve hasta el ático, donde se guardan muchas cosas interesantes y a mí me encanta ver cosas viejas. ¿Usted me puede llevar allá? Dígame cuál es el camino que tenemos que hacer. ¿Hay escaleras? ¿Muchas? ¿Cuántos pisos son? ¿Las escaleras hacen ruido? ¿Son de madera antigua? (En fin, aquí el terapeuta quiere ayudar al paciente para entrar en ese clima de sueño).

¡Uf! Ya llegamos. Estoy cansada de subir tantas escaleras, ¿usted no? Bueno, tenemos que abrir esta puerta. ¿Puede hacer esto? Me parece muy pesada (se estimula al paciente para imaginar la puerta del ático, es pesada y chirría porque le falta aceite en las bisagras). ¡Mire, P! ¡Cuántas cosas hay aquí! Cuánto polvo, hay telarañas, ¡cuidado! Mire aquel mueble antiguo... y ese sombrero viejo... y usted, ¿qué encontró? (Estimula al paciente para que nos describa lo que él encontró). ¡Mire lo que encontré en medio de este lugar! ¡Un baúl antiguo! Debe tener como mil años. Vamos a abrirlo. Ayúdeme... está lleno de disfraces. Mire esto, ¿cómo se llama esto, P? (Se lo estimula al paciente para que vaya nombrando los disfraces que se le ocurren).

— Yo quiero, P, que usted elija un disfraz para que juguemos. Puede quedarse con el que le parezca más gracioso o más lindo. ¡Elija!

— T ayuda al paciente para que investigue el personaje metafórico que corresponde al disfraz y continúa el juego como en el caso anterior. O sea que se le pide que elija otro disfraz y que vea si se puede localizar cuál de ellos surgió primero. De este modo podremos llegar a saber cuál representa la conducta defensiva y cuál aquello que es defendido.

— En general, es siempre posible continuar el juego. Si tuviésemos tiempo podríamos buscar el locus de estas conductas e intentar trabajar la matriz. Si esto no fuese posible, se detiene el juego y se continúa verbalmente. Ejemplo:

a) Datos personales: R, 40 años, sexo femenino, desde hace tres años en psicodrama bipersonal. Su queja principal es siempre una especie de angustia generalizada, sensación de insatisfacción personal, incapacidad de terminar los proyectos que comienza.

Siempre deja todo por la mitad. Hizo muchos años de análisis que le han dejado un lenguaje altamente psicoanalítico y estereotipado.

b) ¿Por qué T propone este juego?: La paciente estaba en uno de los momentos aparentemente improductivos de la terapia. Todo parecía repetido. Ella estaba desanimada y deprimida. Yo, de mi lado, tampoco sabía bien qué era lo que estaba pasando. No tenía un asunto para tratar en esa sesión. Sólo traía su desánimo.

c) Descripción de la vivencia del paciente: T le pide a R que se levante, se estire y camine por la sala, y que vaya haciendo movimientos como si dijese "déjame-sal-suéltame" (como si espantase alguna cosa. En este caso se estaría espantando el desánimo y la depresión).

En fin, T quiere movilizar al máximo el cuerpo de la paciente. Cuando la siente razonablemente caldeada, le comienza a contar la historia del castillo.

R siente sorpresa por la actitud lúdica de T y escucha muy interesada. Sus ojos brillan (ocurre que T estaba particularmente inspirada y teatral en ese día). Cuando llegan al baúl de los disfraces, R elige rápidamente un disfraz de aviadora. Se viste con la ropa imaginaria y en los 10 minutos siguientes cobra vida la primera aviadora del Brasil. Ella, la aviadora, recibe muchos aplausos por sus records y, sobre todo, porque ejerce una tarea masculina con mucho éxito. Es fuerte, hábil, poderosa, admirada por todos... (R llora).

Después de haber vivido la aviadora, T le pide a R que se saque los pantalones y las botas y que elija otro disfraz en el baúl. En este caso R tiene mucha dificultad. Mira el baúl, mueve los disfraces, va nombrándolos y finalmente elige un disfraz de "coqueta".

Se viste con una ropa con listas, zapatos de tacón alto, medias de encaje con ligas, falda entreabierta... De la nada aparece una mujer sensual, muy frágil, parece una "muñeca" o un "bibelot". (R llora)

T pone uno al lado del otro un almohadón para la aviadora y otro para la coqueta. Se le pide a R que mire de lejos y vea las dos. (T va nombrando detalles de los dos disfraces y de la personalidad de ambas, para mantener el caldeamiento).

Se pregunta a R quién surgió primero en su vida, la coqueta o la aviadora, y para qué. R responde rápidamente y lloriqueando, que fue la coqueta.

Cuenta que mamá la trataba como un bibelot: «la hija bien vestida del médico de la ciudad», a quien se baña, se peina, se alimenta y se deja de lado.

Un juguete para que los adultos se diviertan un poco. Nunca se sentirá importante en casa, a pesar de ser una distracción para todos. Un día (esto es un hecho real) llega a su ciudad, en el interior de San Pablo, la aviadora, que es recibida con honores y aplausos por todos.

R, que entonces tenía 5 o 6 años, reconoce que aquélla sí es una persona importante. Su narcisismo, que hasta entonces sólo fuera humillado, comienza a crear un yo ideal — ya descubrió cómo dignificar a la "nenita sin importancia". Decide ser "alguien", como la aviadora y poder realizar en la vida algo tan estupendo como ella. Esta será su gran tarea en la vida.

R siguió la carrera de arquitectura, pero nunca llegó a tener la importancia que quería. Todo lo que hace o que ya hizo le parece siempre poco.

Emocionada percibe que la nenita humillada no se satisface con nada. Quiere siempre más. Conversa con ella, trata de mostrarle, desde su rol de adulta, que no se trata de esconder su feminidad, ni siempre querer ser aplaudida. Aquéllas eran las cosas que quería una niñita herida. Debe haber alguna otra salida, ¡vamos con calma! Pasamos muchas sesiones procesando las cosas que surgieron en ésta. Esa fue sin duda una sesión muy importante para ella y para mí también, que a aquella altura era una terapeuta perdida.

Juego de títeres

En este juego, el personaje que encarna la conducta defensiva y el personaje que representa el aspecto de la personalidad que está siendo defendido, se enfrentarán en un diálogo.

Las consignas iniciales esperan discriminar exactamente esos dos personajes. Después le pedimos al paciente que imagine que cada personaje es cada una de sus manos y que ellas tendrán que mantener un diálogo entre sí.

A continuación voy a dar dos ejemplos de consignas que pueden auxiliar en la búsqueda de los personajes.

TíTERE I

Ficha técnica

Después de un caldeamiento inicial en movimiento, se le pide al paciente que tome la posición corporal que tiene ante la vida. Debe representar esta posición (A) con todo el cuerpo. Estando en esta posición, él deberá localizar aquello que está evitando (B).

A continuación, una mano será (A) y la otra será (B). Los títeres deben conversar entre sí.

Este juego debe avanzar tratando de encontrar la matriz de la conducta defensiva, o a través de un tercer personaje que será la síntesis de los aspectos positivos de los otros dos.

TÍTERE II

— Mire, P, en la dirección de su vida y dígame cuál es la situación que lo deja más tenso. Aquélla que si fuese posible usted quisiera evitar. No tener que vivirla. Vea qué siente en esa situación. Cree un personaje a partir de esa situación (A).

Ahora complete la frase: Yo elijo ser... (el personaje A). Haga que A y B conversen.

En este juego, al igual que en el anterior, se puede caminar para la investigación de locus, de la matriz o del status nascendi de la conducta defensiva, o simplemente terminar creando un tercer personaje que sea la síntesis de los anteriores.

7
COMPARTIR

Para finalizar este libro quiero decir algo sobre la etapa final de la sesión, el compartir o sharing, como es más conocida.

Moreno llama a esta etapa fase de participación terapéutica del grupo, pues en ella todos los participantes son llamados a compartir con el protagonista sentimientos, pensamientos, emociones que fueron descubiertos con el trabajo. El director debe cuidar que los comentarios no se encaminen en dirección valorativa o crítica, ya que la dramatización de cierta forma desnudó y dejó al protagonista frágil.

En el psicodrama bipersonal procesal, este compartir me parece que debe ser entendido con cierta cautela. En primer lugar, la relación terapéutica es asimétrica en muchos casos. Es básicamente una relación profesional en la que el paciente paga el trabajo del terapeuta y espera ser bien cuidado por éste. Por lo tanto, aún cuando el terapeuta exponga algunos aspectos de su vida personal, esa asimetría no desaparece.

En segundo lugar, no es posible imaginar el cotidiano de un terapeuta que comparta experiencias en todas las sesiones dramatizadas con todos sus pacientes. Me parece que sería muy artificial y aburrida esa práctica obligatoria. Bustos[67] dice que de la tele y de la autenticidad del director surgen las conductas más adecuadas en el sharing. Pienso de la misma forma.

Observo, en algunos casos, que el hecho de mencionar algo que me pasó o que sentí de forma semejante parece que otorga cierto aliento al paciente, como deshaciendo el carácter de cosa única o exclusiva, con la que recubre la situación traumática que acabó de revivir.

En otros casos, me parece que el paciente no necesita de aliento, sino de vivir exactamente el carácter único de su dolor, de su depresión y aprender a convivir con ello. Quien eventualmente puede precisar de aliento soy yo, que no estoy soportando ver a mi paciente con tanto sufrimiento.

Pienso que el terapeuta pueda compartir uno u otro detalle de su vida personal, pertinente y relacionado con el material traído por el paciente.

Pero las exageraciones me parece que están más al servicio de una necesidad del terapeuta que del bienestar del paciente y, por lo tanto, deberían ser evitadas. El terapeuta debería evaluar siempre si su sharing está a su servicio o a servicio del paciente. Y esta evaluación exige sin duda cierta humildad para percibir las propias necesidades y la capacidad de manejar la obtención de una satisfacción narcisista mediante otras fuentes que no sean su paciente.

NOTAS BIBLIOGRÁFICAS

[1]FONSECA FILHO, J. S. "Memórias de Beacon e outras memórias". En Aguiar, Moisés, O Psicodramaturgo J. L. Moreno, 1889-1981, São Paulo, Casa do Psicólogo, 1990, p. 34.

[2]PERAZZO, Sergio. "O método psicodramático no atendimento bi pessoal". Texto elaborado para el V Congresso Brasileiro de Psicodrama, Rio de Janeiro, 1990.

[3]BUSTOS, D. M. Nuevos rumbos en psicotrapia psicodramática. Momento, 1985, p. 41.

[4]ROJAS-BERMÚDEZ, J. G. ¿Qué es el psicodrama?. Celsius, Buenos Aires, 4ª ed., 1984, p.

[5]MORENO, J. L. Fudamentos do psicodrama. São Paulo, Summus, 1983, Cap. IV, p. 246.

[6]NAVARRO, M. P. y otros. "A propósito do psicodrama bi pessoal". En Revista da Febrap, año 4, 1:35-38.

[7]MORENO, J. L. Psicodrama. São Paulo, Cultrix, 1975, p.109.

[8]Idem, ibidem, p. 300.

[9]Idem, ibidem, p.236.

[10]Idem, ibidem, p. 298.

[11]Idem, ibidem, p. 299.

[12]BUSTOS, D. M. Op. cit., p. 41.

[13]ROJAS-BERMÚDEZ, J. G. Op. cit., p. 3.

[14]Idem, Ibidem, pp.144-146.

[15]DIAS, Victor R. C. S. Psicodrama: teoria e prática. São Paulo, Ágora, 1987, pp. 87-89.

[16]FONSECA FILHO, J. S. "Psicodrama interno". Trabajo presentado en el II Congreso de Psicodrama, Canela, 1980, p. 2.

[17]Idem, ibidem, p. 10.

[18]FONSECA FILHO, J. S. "Psicoterapia da Relação". En Revistas Temas — Teoria e prática da psicoterapia, inédito.

[19]ALTENFELDER SILVA FILHO, L. M. "Psicograma, utilização do desenho em psicoterapia psicodramática". En Revista Temas — Teoria e prática da psicoterapia, São Paulo, 1981, vol. 21, pp. 101-127.

[20]KAUFMAN, A. "O jogo em psicoterapia individual". En *Revista de Febrap*, 1978, vol. 2, pp. 82-86.

[21]BUSTOS, D. M. *Psicoterapia psicodramática*. São Paulo, Brasiliense, 1979, cap. VII, p. 123.

[22]BUSTOS, D. M. *Nuevos rumbos en psicoterapia psicodramática*, Op. Cit., p. 39

[23]BUSTOS, D. M. *O psicodrama*. São Paulo, Summus, 1980, cap. II, p. 38.

[24]AGUIAR, Moisés. *Teatro da anarquia, um resgate do psicodrama*. Papirus, 1988, p. 32.

[25]FLAVELL, H. J. *A psicologia do desenvolvimento de Jean Piaget*. São Paulo, Pioneira, 1975, pp. 85-89.

[26]FREUD, S. "El porvenir de la terapia psicoanalítica" (1910). En *Obras Completas*. Madrid, Biblioteca Nueva, 1973, pp. 1654-1661.

[27]ESTEVES, M. E. R. "Relação diretor-protagonista: uma contribuição ao estudo da entrevista na cena psicodramática". En *Revista dos Anais do VI Congresso Brasileiro de Psicodrama*, Febrap, p. 114.

[28]MORENO, J. L. *Psicoterapia de grupo e psicodrama*. São Paulo, Mestre Jou, 1974, p. 286.

[29]MORENO, J. L. *Psicodrama*. Op. cit, p. 97.

[30]LEVENTON, Eva. *Psicodrama para o clínico tímido*. São Paulo, Manole, 1979, cap. III, p. 19.

[31]GONÇALVES, C. y otros. *Lições de psicodrama*. São Paulo, Ágora, 1988, p. 89.

[32]FONSECA FILHO, J. *Psicodrama da loucura*. 3ª ed. São Paulo, Ágora, 1980, pp. 83-99.

[33]BUSTOS, M. D. *O Psicodrama*. Op. cit., p. 81.

[34]Idem, ibidem, p. 84.

[35]DIAS, Victor R. *Psicodrama: teoria e prática*. Op. cit., pp. 123-140.

[36]FONSECA FILHO, J. S. *Psicodrama da loucura*. Op. cit., p. 2.

[37]DIAS, Victor R.. Op. cit., pp. 123-140.

[38]FONSECA FILHO, J. "Psicodrama interno", p. 10.

[39]Idem, ibidem, p. 8.

[40]Moreno, J. L. *Psicoterapia de grupo e psicodrama*. Op. cit., p. 132.

[41]MORENO, J. L. Fundamentos do psicodrama. Op. cit., p. 109.

[42]WOLF, J. R. *Sonho e loucura*. São Paulo, Ática, 1985.

[43]MORENO, J. L. *Psicoterapia de grupo e psicodrama*. Op. cit., pp. 308-309.

[44]FONSECA FILHO, J. "O emprego de elementos lúdicos em psicoterapia individual". En apostilla distribuida pela SOPSP–Sociedad de Psicodrama de S. Paulo.

[45]ROJAS-BERMÚDEZ, J. G. *Introduçãcado ao psicodrama*. São Paulo, Mestre Jou, 1970, cap. X.

[46]ROJAS-BERMÚDEZ, J. G. *¿Qué es el sicodrama?*. Op. cit., pp.144-146.

[47]POBLACIÓN, P. y otros. "La escultura en terapia familiar". En *Revista Vínculos-Revista de psicodrama, terapia familiar y outras técnicas grupales*, Madrid, 1991, nº 3, pp. 75-95.

[48]POBLACIÓN, P. y otros. "La escultura en terapia familiar". En *Revista Vínculos-Revista de psicodrama, terapia familiar y outras técnicas grupales*, Madrid, 1991, nº 3, p. 81.

[49]LAPLANCHE, J. y PONTALIS, J. B. *Vocabulário de Psicanálise*. Moraes, p. 190.

[50]Idem, ibdem, p. 289.

[51]LOWEN, A. *Bioenergetics*. Coward, New York, McCann & Geoghegn, 1975, pp. 193-198.

[52]MORENO, J. L. *Psicodrama*. nota de p.55.

[53]FREUD, S. "Análise da fobia de um menino de 5 anos". En *Obras Completas*. Op. cit., vol. II, p. 1365.

[54]FREUD, S. "Mais além do princípio do prazer". En Obras Completas, op. cit., vol. III, p. 2511.

[55]MORENO, J. L. PSICODRAMA. Op. cit., p. 99.

[56]CASTANHO, G. P. "O jogo dramático na formação do psicodramatista". Trabalho apresentado a SOPSP -Sociedade de Psicodrama de São Paulo, para credenciamento de terapeuta de aluno, 1986.

[57]ZINKER, Joseph. O processo criativo na terapia guestáltica, Buenos Aires, Paidos, 1979, cap. 6, pp. 105-126.

[58]Moreno, J. L. *Psicodrama*. nota de p. 239.

[59]ROJAS-BERMÚDEZ, J. G. *¿Qué es el psicodrama?*. Op. cit., pp. 207-209.

[60]LEVENTON, E. *Psicodrama para o clínico tímido*. Op. cit., p. 75.

[61]FAGAN, J. y otros. *Guestalterapia*. Rio de Janeiro, Zahar, 1980, 4ª ed., pp.194-206.

[62]Idem, ibidem.

[63]Idem, ibidem

[64]FONSECA FILHO, J. *Psicoterapia da relação – elementos do psicodrama contemporâneo*. São Paulo, Ágora, 1999, pp. 19-53.

[65]Idem, ibidem.

[66]Idem, ibidem.

[67]BUSTOS, M. D. *Psicoterapia psicodramática*. Op. cit., p. 19.

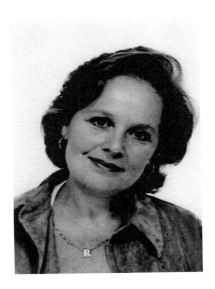

ROSA CUKIER es psicóloga de la PUC de São Paulo, graduada en 1974. Se especializó en psicoanálisis en el instituto Sedes Sapientae, formación en psicodrama por la Sociedad de Psicodrama de São Paulo - SOPSP - y por el Instituto J. L. Moreno de São Paulo.

Es psicoterapeuta clínica de adultos y adolescentes. Hace varios años desempeña también la labor de consejera en el área de lactancia materna y como consultora de la Secretaría de Salud del Estado de São Paulo. Rosa Cukier ya tiene mas dos libros publicados en portugues: ¿Cómo sobrevivir emocionalmente?: los traumas de la infancia revividos en el drama adulto y Palabras de Jacob Levy Moreno, todos de la Editora Ágora.

En 2001 partici pó también de la obra Un Hombre más allá de su tiempo: el psicodrama de Moreno en el siglo XXI - Ágora, con artículos de grandes psicodramatistas brasileños, después de un grupo de estudios de casi diez años en actividad.